森林浴，森林愈

——缓解压力的功效解析与体验

著 | [日]高山范理

主审 | [日]筒井末春

整理 | [日]香川隆英

译 | 魏岚　李连龙

中国建筑工业出版社

著作权合同登记图字：01-2024-6620号

图书在版编目（CIP）数据

森林浴，森林愈：缓解压力的功效解析与体验/
（日）高山范理著；（日）筒井末春主审；（日）香川隆
英整理；魏岚，李连龙译. —北京：中国建筑工业出
版社，2023.4

ISBN 978-7-112-28263-0

Ⅰ.① 森… Ⅱ.① 高… ② 筒… ③ 香… ④ 魏… ⑤ 李
… Ⅲ.① 森林－自然疗法 Ⅳ.① R454.6

中国版本图书馆CIP数据核字（2022）第240599号

書 名：森林浴のストレス低減効果と今後の展開（初版2012年）
編著者：高山範理
出版社：株式会社新興医学出版社

本书由日本株式会社新兴医学出版社授权我社独家翻译、出版、发行。

责任编辑：刘文昕
责任校对：李美娜

森林浴，森林愈

——缓解压力的功效解析与体验

著 ［日］高山范理
主审 ［日］筒井末春
整理 ［日］香川隆英
译 魏岚 李连龙
＊
中国建筑工业出版社出版、发行（北京海淀三里河路9号）
各地新华书店、建筑书店经销
北京建筑工业印刷厂制版
北京市密东印刷有限公司印刷
＊
开本：787毫米×1092毫米 1/16 印张：6¾ 字数：152千字
2025年5月第一版 2025年5月第一次印刷
定价：**48.00**元
ISBN 978-7-112-28263-0
（40616）

序

以人类为首的芸芸众生在覆盖着森林的大地上繁衍生息。也许很多人还不知道，2011年被联合国指定为国际森林年。

在日本，森林面积约占国土的70%；作为有效利用森林的方法之一，森林浴进入了人们的视野。森林浴亦称森林疗法，作为一种替代疗法被越来越多的人所关注。

IT技术的发展使社会生产活动可以24小时不间断地进行。提高了社会生产力的同时，也使得人们因承受了过多的压力，从而引发身体及精神方面的健康障碍；因此，精神健康问题引起了众多企业的广泛重视。森林浴作为一种可以缓解心理压力、改善身体健康状态的工具成为近年的热门话题。

本书《森林浴，森林愈——缓解压力的功效解析与体验》，包含了森林研究所环境规划研究室室长香川隆英先生所编撰的资料，以及同研究室的主任研究员高山范理博士有关森林浴的最新研究成果。本书涉及了森林浴在日本的历史、形成过程、应用状况以及今后的发展方向等内容，并且网罗了日本国内外关于森林浴的研究文献，是一本适合事宜且具有科学性的学术专著。

高山范理是人类综合科学大学（校长久住真理）研究生院身心健康科学专业的博士学位获得者。高山博士的研究论文《关于森林浴的效果和个性特征的解析与研究——面向神经质倾向人群的森林浴高效治愈流程以及森林环境的提案》，本人曾作为其博士导师指导这项研究，因此也有幸以本书审校者的身份共同参与编写工作。

本书通过科学的实验方法验证了森林浴对人类身体和心理两方面产生的效果，满足了对森林浴有兴趣的医疗工作者和一般读者的需求。非常期待本书可以引起人们对森林浴的关注，也期待森林浴在健康科学、身心医学、康复医学等众多领域中有更大的发展。

东邦大学名誉教授
人类综合科学大学名誉教授

筒井末春

目　　录

序

第一篇　森林浴减轻心理压力的效果

* 关于日本纪年（S，H）

考虑表达方便与需要，本书图表中沿用原著日本纪年表示（昭和与平成）。换算如下：

公元纪年＝平成纪年（H）＋1988，公元纪年＝昭和纪年（S）＋1925

例如，H10（平成10年），公元纪年＝10＋1988＝1998年

* 日本的行政单位"都、道、府、县"，相当于我国的"直辖市、省、自治区"

日本的"省"，相当于我国的"部、委"；"厅"，相当于我国的"司、局"

森林浴减轻心理压力的效果

为什么现在谈森林浴

A 什么是森林浴?

生活在都市中的人们时常会由于各种原因而感受到压力。与此同时，也会身陷季节感丧失和运动不足带来的困扰之中。相信不少人都有类似的经历：当身心疲惫时，来到海边或森林等自然环境中，会感到身体轻松、心情平静。的确，每年都有很多人为了减轻工作和生活的压力，恢复身心健康而探访国家公园这类以自然环境为主的公园，或离家较近的自然公园。

森林浴，是为了解决上述问题，在各种各样的自然环境中，以森林为重点关注对象，放松身体，恢复活力（减压）的手段。同时，森林也将成为人类回归自然的绝佳场所。

这一概念是 1982 年，由日本主要负责森林、林业相关工作的林业厅首先提出的[1]。林业厅对森林浴这一概念给出了定义，具体来说，"森林浴"即"观多彩的风景、听自然的音色、闻树木的芬芳、触摸大地，感受森林生态所赐予生命的无限力量。"通过五感与自然的交流，达到恢复、维持、增进健康的目的。

尽管人们在 20 世纪 80 年代中期就开始有了利用森林减轻压力的体验，但是对森林浴的具体效果却没有得到科学性的验证与阐述。因此，迄今为止，森林浴未被列入预防医疗、补充或替代疗法，只是被当作一种休闲娱乐项目或者说是改善心情的方法。

随着全世界环保意识的提高，日本民众对更充分地发挥森林的康养作用的呼声也越来越高；随着医疗费用的增大，国家对抑制医疗预算支出的需求也日益增加；随着体检技术的提高，体检器材的小型化、轻量化等技术发展，使原来只能在实验室才能完成的科学实验可以在野外进行。综上所述，诸多社会方面的、技术方面的发展，进一步引发了人们对森林环境的减压效果研究的兴趣。人们期待着众多科研成果的积累，可以使森林环境具有的减压效果能够得到科学的验证。森林浴减压效果得以用科学的方法去解释、验证，并能够以验证的结果为依据，从政策上把森林浴积极地纳入国民健康福利体系中去。

在此，必须提到的是"森林康养"[2]、"森林疗法"等几个与森林浴相类似的概念（图 1）。

森林康养是一种科学地阐明森林浴的效果，并将其用于改善人们身心健康的方式方法。如果要解释森林康养与森林浴的不同，可以理解为森林康养是在森林浴的基础上，使用科学、客观的手法，以实验为中心，将森林浴的效果数据化、可视化，通过理论数据让更多的人便于理解和接受的研究。森林康养的重点在于以科学的方式来阐明和推进森林浴的一种研究。

另一方面，上原等学者希望将森林浴发

展成"森林疗法"[3]。相对于森林浴这种无特定目的地、沉浸在森林环境中的行为，森林疗法被定义为以临床效果为目的探访森林，在森林环境中进行森林浴、休闲娱乐活动、利用树木及林产品进行治疗。在森林漫步的过程中进行心理辅导，利用地形以及森林里的自然环境进行医疗康复，利用林产品进行芳香疗法等活动。因此，森林疗法是一种以综合利用森林环境为手段，以增进健康为目的的自然疗法，或者叫作环境疗法。

森林疗法是从森林浴发展而成的概念。如果从"途径""对象""目的"的角度分类，可以整理森林浴、森林康养、森林疗法的关系（图1）。森林康养是一种以演绎推理方法，以健康人群为对象，验证受试者放松身心、缓解疲劳及其他效果为目的的研究。而森林疗法是一种以归纳推理方法，以患者、情绪不稳定者、残疾人为对象进行临床实验，以验证森林浴在福利、医疗、心理辅导等方面的效果为目的的治疗方法。

虽然本书通篇使用"森林浴"这一名词，但其中也包含了森林康养和森林疗法的部分含义。本书运用演绎推理的手法，以健康人群为研究对象，调查森林浴产生的心理效果。为了尽可能地运用科学的方法，本书一方面以森林康养的研究作为基本的研究方法。而另一方面，考虑到将森林浴应用于预防医学，也加入了一部分森林疗法的理念。

为了使读者更深刻地理解森林浴的价值，在下个章节，将从社会经济和森林管理两个层面的诉求分别进行阐述。

B　社会经济的需求

1. 日本国民医疗费的上升

首先要提到的是国民医疗费的增长问题。日本采用的是全民健康保险制度，其结果是创造了世界最高水平的平均寿命和实现了高水准的保健医疗。但是，为了维护这种高福利制度的基础，医疗费支出显著增加，甚

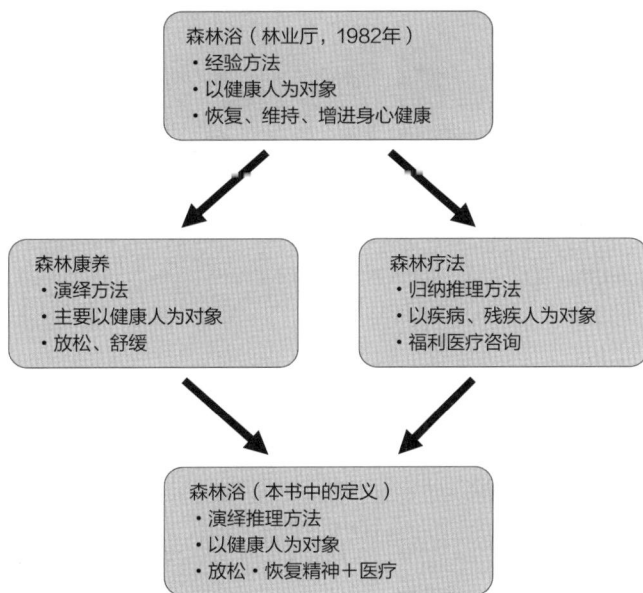

图1　本书中"森林浴"的定义

至成为国家财政压力一个重要因素（图2）。预测今后医疗费用仍会持续大幅增加，为医疗保障制度的可持续发展带来困难[4]。

而且，近年在保健医疗领域中，被列为医保治疗对象的疾病也发生了很大变化。相对于以前，传染病等急性病是医保的主要对象，而现在，癌症以及常说的生活习惯病之类的慢性病成为医保的主要对象[5]。

其中，关于生活习惯病，高血压或心肌梗塞等循环器官疾病、脑梗等脑部疾病、糖尿病、慢性肝功能病、新陈代谢症候群、肥胖、慢性肺病等的比例比以前有了急剧增加。应对这些疾病，药价高、用药时间长的现象普遍存在。而且，有报告显示，生活习惯病已经占到死亡原因的6成，医疗支出占到国民医疗费用的3成，达到10.4万亿日元（2004年）[6]。

医疗费的持续增加不仅仅是日本，对于其他发达国家也是同样存在的问题。如果要硬性地控制医疗费支出，就不可避免造成舍弃高龄者医疗，或者采用只能特定人群享用先进医疗技术的混合医保体系。但是这种政

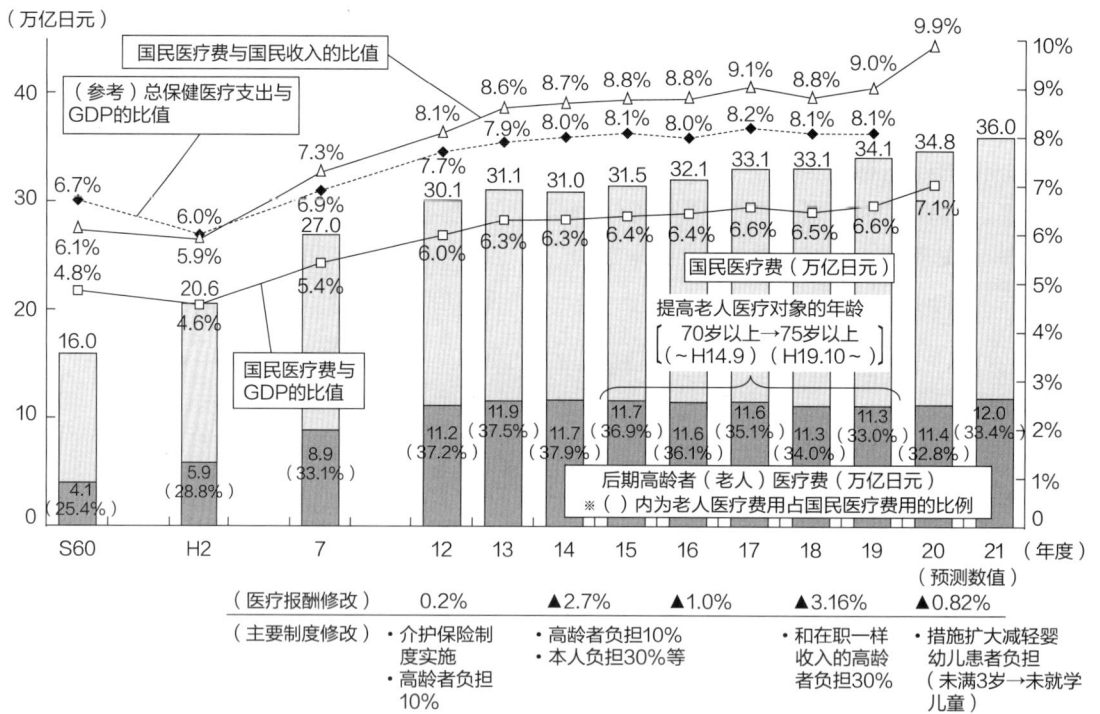

（对比上年度增长率）													（%）
	S60	H2	H7	H12	H13	H14	H15	H16	H17	H18	H19	H20	H21
国民医疗费	6.1	4.5	4.5	▲1.8	3.2	▲0.5	1.9	1.8	3.2	0	3	2	3.5
后期高龄者（老人）医疗费	12.7	6.6	9.3	▲5.1	4.1	0.6	▲0.7	▲0.7	0.6	▲3.3	0.1	1.2	5.5
国民收入	7.2	8.1	▲0.3	2	▲2.8	▲1.5	0.7	1.6	0.5	2.6	0.9	▲7.1	—
GDP	7.2	8.6	1.7	0.9	▲2.1	▲0.8	0.8	1	0.9	1.5	1.0	▲4.6	—

图2 国民医疗费用动向

厚生劳动省：2011年版厚生劳动白皮书，日经印刷，404pp，2011年

策遭到多数医师协会反对，在现实中，实现起来是相当困难的。

因此，现实情况要求我们制定改善生活习惯，预防生活习惯病的发生，充实维持健康生活方式的政策。可以说，日本的医疗结构改革的方向在于，提高医疗保障体系的效率，提供以民为本的医疗体系，合理控制医疗费增长等[5]。

2. 高龄人口的增加

医疗费支出的增加和高龄人口的增加密切相关的这一事实也不容忽视。日本人口老龄化趋势强劲。1950 年以来，65 岁以上的高龄人口逐年上升，例如，2005 年 65 岁以上的人口为 2556 万人，约占总人口的五分之一[7]；此后，总人口减少的同时，2015 年则占到 26% 以上，即国民中每 4 人有 1 个老年人（图 3）；预测到 2055 年，每 2.5 人中就有 1 人是 65 岁以上的高龄者（图 4）。

与此同时，在 2007 年，社保支出为 91 兆 4305 亿日元，成为历史最高水平。占国民收入的比例从 1970 年的 5.8% 上升到 24.4%。高龄者费用支出（养老金、高龄者医疗费、老人福祉服务及高龄者持续雇佣）的合计约占整个社会保障福利费用的 70%（图 5）。

高龄者的看护人员需求正在迅速增长。特别是 75 岁以上高龄者的比例很高[5]。这意味着家庭成员自身的看护需求增加。事实上为了照顾和护理父母，更换工作和离职的人越来越多。特别是男性成为护理者的情况下，对家务不熟悉，很难找到可以商量的人，精神上和肉体上同时陷入孤立无援的境地。由于离职等原因，经济上出现困难的人也不在少数[7]。

因此，随着高龄者身心疾病的增加，不仅使高龄者本人的生活质量显著降低，国家财政的宏观层面和每个家庭的微观层面的问题都迫切需要彻底解决。

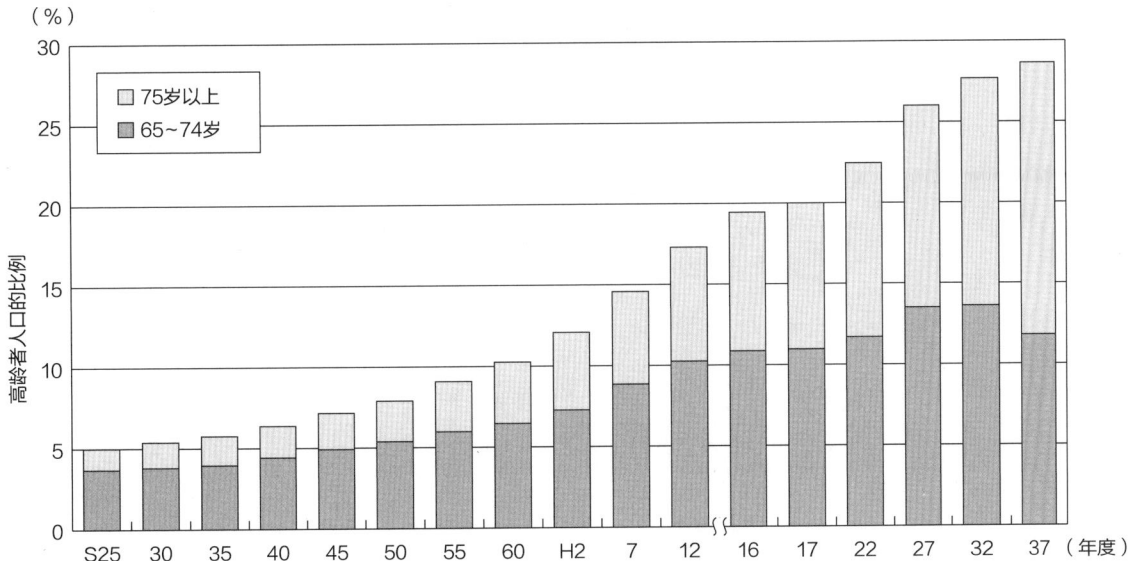

图3 高龄人口的比例发展

总务省统计局：高龄人口的现状和未来（部分有调整）

单位：千人（高龄者人口、65~74岁人口、75岁以上人口）
万人［总人口（ ）内］

老龄化率，75岁以上人口
占总人口的比例（％）

实际值　　　　　　　　　　推算值

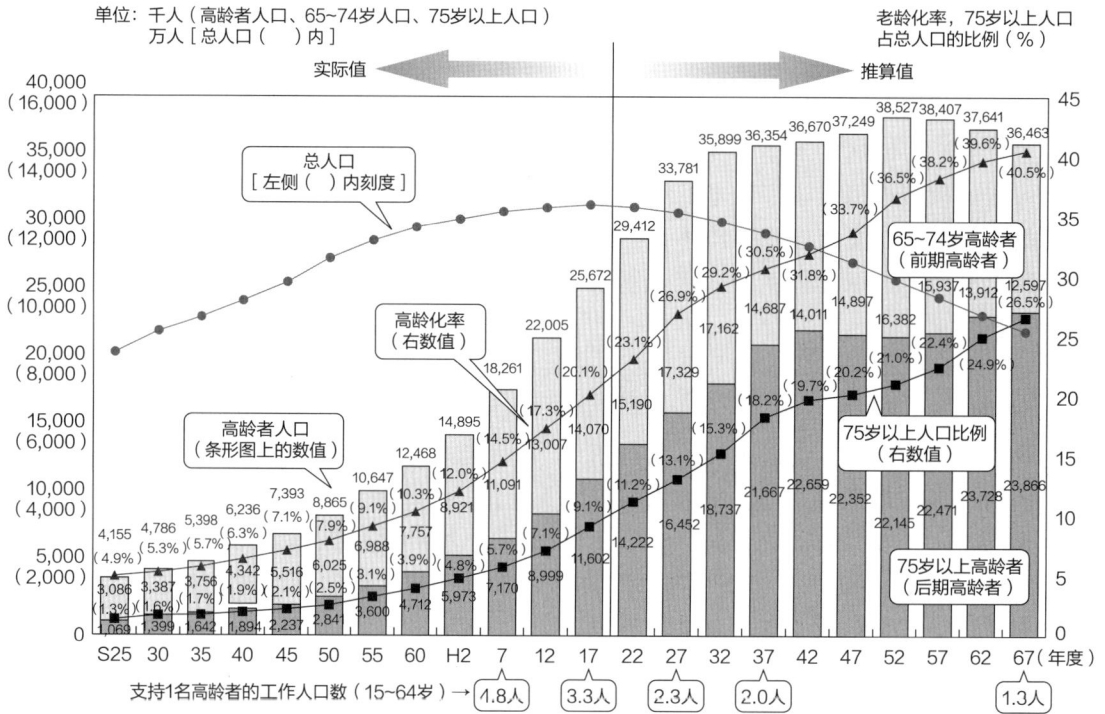

总人口
［左侧（ ）内刻度］

高龄化率
（右数值）

高龄者人口
（条形图上的数值）

65~74岁高龄者
（前期高龄者）

75岁以上人口比例
（右数值）

75岁以上高龄者
（后期高龄者）

S25　30　35　40　45　50　55　60　H2　7　12　17　22　27　32　37　42　47　52　57　62　67（年度）

支持1名高龄者的工作人口数（15~64岁）→ 1.8人　3.3人　2.3人　2.0人　1.3人

图4 高龄者增加占总人口的比例

截至2005年总务省的"国情调查"，国立社会保障·人口问题研究所根据出生、死亡人口中位数，假设"日本2010年以后的未来人口推算（2006年12月数值）"的结果　内阁府：高龄社会白皮书2011年版，印刷销售，182pp，2011

（亿日元）　　　　　　　　　　　　　　　　　　　　　　　　　（％）

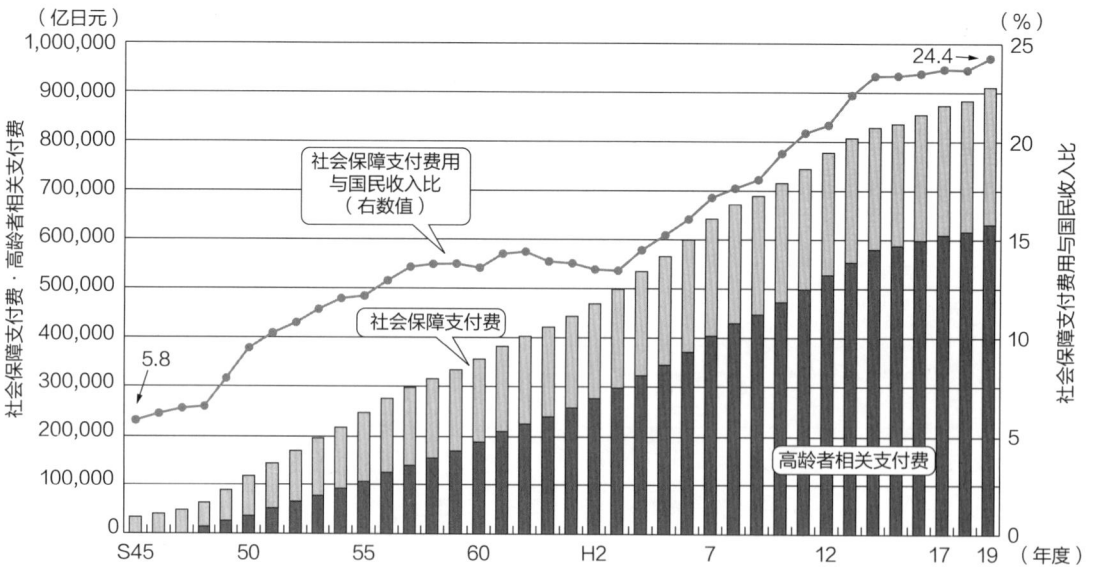

社会保障支付费用
与国民收入比
（右数值）

社会保障支付费

高龄者相关支付费

S45　50　55　60　H2　7　12　17　19（年度）

图5 社会保障支付费用的增加

国立社会保障·人口问题研究所【2007年度社会保障支付费】

（注）高龄者相关支付费是指养老金保险支付费、老人保健（医疗部分）支付费、老人福利服务支付费和高龄雇佣持续支付费的合计，自1973年开始统计

内阁府：高龄社会白皮书2010年版，佐伯印刷，180pp，2010

3. 地方乡村的困扰

此外，必须指出乡村地区所经历着的困扰。日本在 2005 年出现了第二次世界大战（简称"二战"）后的第一次人口大幅度下降。随后两年基本持平。但在 2008 年，再次出现比前一年人口减少的现象，进入人口持续下降阶段（图 6）。从 1960 年左右开始，由于产业形态的变化、农业收入的下降、追求生活的方便性等原因，发生了人口从地方乡村向城市集中的倾向（图 7）。实际上，比较一下 2005 年与 1990 年农业收入的推移，这 15 年间收入减少一半（图 8）。与 1980 年相比，约占 5%（约 7000 个）的农业村落因无人化或城市化而丧失了农业村落功能（图 9）。

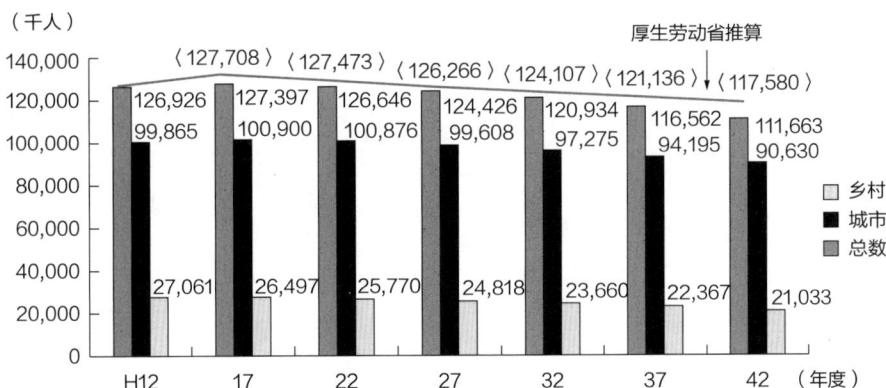

图6 日本人口动态的预测

石田信隆：农村人口的未来前景和地域活性化的课题
农林金融 9：6，2002. 图 1 "未来人口推算结果"授权转载

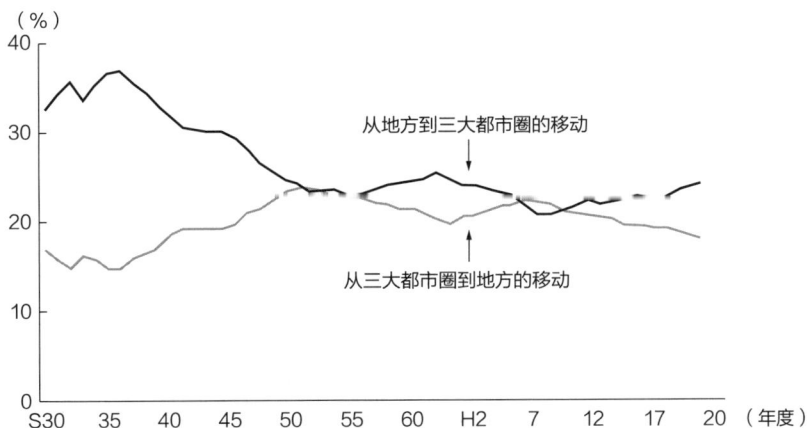

图7 三大都市圈和地方圈的人口迁移趋势

总务省"居民基本台账人口移动报告年报"
（注）1）不同年份流动人口中，三大都市圈到地方圈、地方圈到三大都市圈的人口比例
　　　2）三大都市圈：东京圈（埼玉县、千叶县、东京都、神奈川县，1 都 3 县）、名古屋圈（岐阜县、爱知县、三重县，3 县）、大阪圈（京都府、大阪府、兵库县、奈良县，2 府 2 县），地方圈是：除去以上的都道府县
　　　3）只统计日本人的推算结果
农林水产省：食物·农业·农村白皮书 2009 年度版，佐伯印刷，东京，203pp，2009

另外，对于以从事农业为主的农业从业人口的年龄构成，1990 年与 2005 年相比，这 15 年间，显现出高龄人口比例增加，总人数减少倾向（图 10 和图 11）。被放弃耕作的农田数量也在不断增加（图 17）[8]。

今后，在地方乡村区域，人口减少和老龄化问题将会越来越显著。长期来看，有必要制定有效措施，以激活地域经济。为此，振兴农林、水产业是首当其冲的。同时，从软件层面进一步提高地域的魅力，摆脱行政组织的纵向束缚，紧密联系每个参与地域振兴的实体，积极组织地方行政和农协等机构，开展多种促进交流活动，都是很重要的举措。

4. 税收的长期下滑

最后是税收下滑问题。据内阁的报告，由于老龄化和少子化，以地方乡村为中心的财政收入显著下降已成事实[10]。前面已经论述过，日本人口从 2005 年开始呈现减少趋势，随着人口减少、少子化和老龄化进程，预测会对经济、产业、财政等各方面都带来很大负面影响。首先是人口总量的减少，其次地方乡村人口的减少，从都、道、府、县这些行政单位来看，已有 31 个人口开始下降[11]。

观察地方行政的需求，多是以社会福利领域为主的。预计今后这方面的需求还会增加。这意味着人口减少而财政支出却很难

农业净产值
（所得）

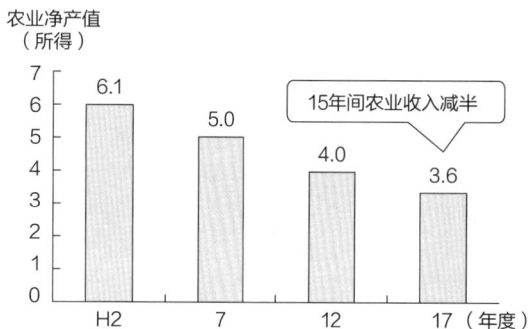

图8 农业收入的变化

农林水产省【农业·食物相关产业的经济核算】
（注）农业净产值是指"农业生产总值 - 固定资本损耗（折旧准备金 + 灾害损失）- 间接税 + 经常补助金"计算得出，相当于作为收入领取的额度
农林水产省：关于个别收入保障制度以及大米的供需调整之后，食品农业农村政策审议会资料，24pp，2010

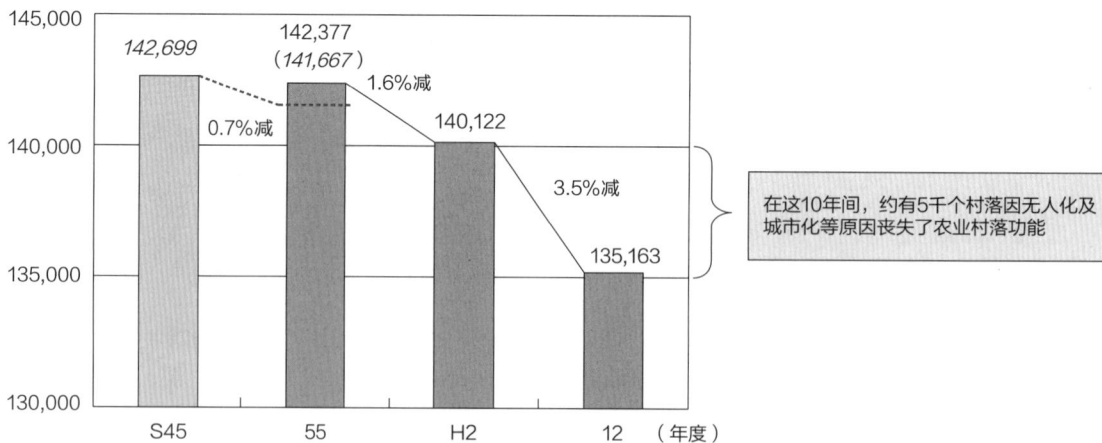

在这10年间，约有5千个村落因无人化及城市化等原因丧失了农业村落功能

图9 农业村落数的变化

以农业水产省"世界农林业普查"的农业村落调查为基础制作
（注）1970、1980 年的斜体数字中不包括冲绳
农林水产省：关于个别收入保证制度及大米的供需调整，食物·农业·农村政策会议资料，24pp，2010

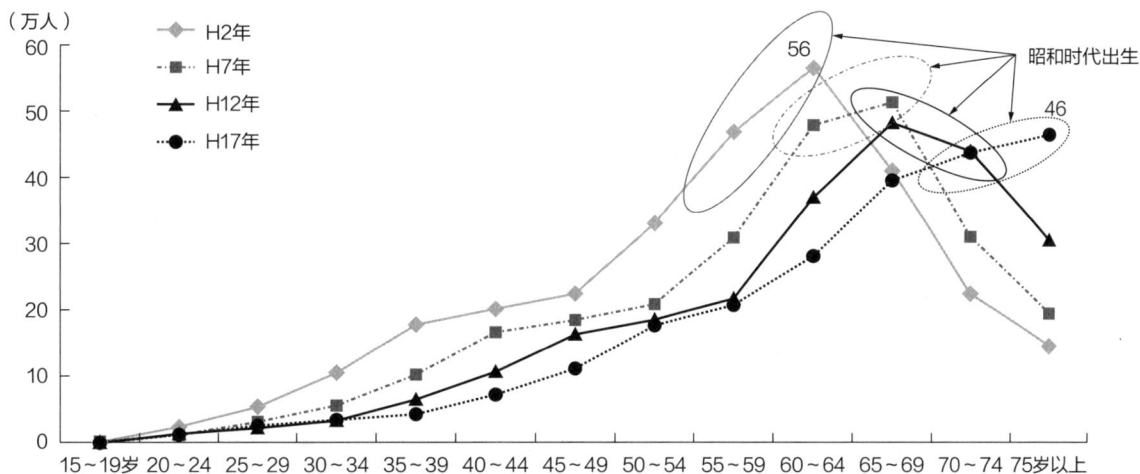

图10 基础农业从事者的年龄构成

农林水产省"农林业普查"
（注）基础的农业从事者是指，主要从事自营农业的15岁以上的家庭成员（农业就业人口）中，平时是"主要从事农业
工作"的人，不包括主要从事家务和育儿的主妇和学生等。另外，上图表述的是销售农户的信息
农林水产省：关于个别收入保障制度以及大米的供需调整，食物·农业·农村政策审议会资料，24pp，2010

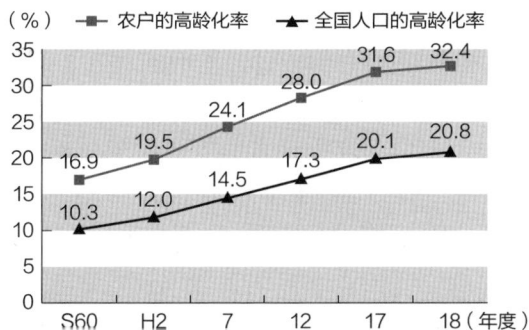

图11 农村老龄化的状况（农户老龄化率的变化）

农业水产省"农林业普查"、总务省"国情调查"
农业水产省关东农政局业务资料

减少。人口减少即纳税人数量减少，将成为对地方财政十分不利的因素。为解决这种状况，扩大地方税收，大规模地将税源从国家向地方移交，通过地方政府之间的合作使课税范围广域化，建立合理的征收和分配制度等，期待能找到根本解决相应问题的具体措施[12]。

另一方面，不依靠国家和其他地方政府，而是通过自己努力来确保自主财政资源的地区也在增加。例如，通过振兴旅游业，提高地域的魅力，提高地方人口与城市人口的交流，振兴地域经济，积极挖掘地域特色等，为确保各地域的自主财源，迎来了集思广益的时代。

C 森林管理相关的问题

日本的森林面积约占国土面积的70%，是发达国家里面为数不多的森林国家之一。为此，在考虑土地利用和自然利用上，离不开森林。到1960年代初期，木柴作为燃料，森林与日常生活有密切的关系。然而，随着现代化进程的迅速发展，人们从森林中获得生活资源的需求越来越少。至此，森林赖以维持的循环型机制已经丧失。如果放任这种状态继续下去，森林就会由于缺乏管理而变得阴暗、日照遮挡、通风条件差，进而导致林床植被发生变化。有研究表明，依赖于植被的鸟类、昆虫的数量和种类也会随着植被的变化而减少，这些都会对自然生态系统造成很大的不利影响[13]。

因此，原本依赖于人类维持、管理和利用的森林循环系统功能的丧失，导致不论是生态系统方面、安全面、景观面，还是其他多方面"生物多样性，地球环境保护，沙化现象，土壤保全，水资源涵养，舒适环境形成、保健休闲、文化、物质生产（表1）"等角度来看，森林的各种功能正在逐渐恶化[14]。

1. 木材价格的长期低迷

森林治理积极性不高的一个理由是木材价格的长期低迷问题。

长期以来，日本实施的是以木材生产为核心的森林管理措施体系。但是，自从木材进口自由化以来，日本的木材自给率被进口木材压制到30%左右（图12）。另外，国产木材从经济效益来看，以约占人工林面积40%的杉树为例，与最高峰1980年相比，价格一直在下降。原木销售额减去原材料生产费用、运输成本后，毛利压缩到只剩2成左右（图13）。木材价格的如此下跌，造成林业企业积极性的减退，也导致采伐、间伐、维护等工作周期延长和滞后。特别是由于间伐的迟缓，导致以针叶树为主的人工林很难被自然淘汰。形成了树干过密且细长的难以抵抗灾害林木群落[15]。

因此，未经人工整治的森林，特别是人工林的各方面功能都会下降。易滑坡、水源涵养功能差、生物多样性差。有形或无形地给人类生活带来不利影响。因此，对此现状不能束之高阁，应改变传统林业的思维方式，寻找更具活力的森林管理办法[16]。

2. 林业工作者的短缺及老龄化

林业衰退的同时，从事林业工作者的人数减少和老龄化问题凸显出来。林业从业者在1975年有大约18万人。2005年减少到5万人左右。另外，65岁以上的老龄化率在1975年是7%左右。但是从20年前开始，老龄化问题急剧上升，2005年达到26%。林业劳动者的老龄化现象与全产业的老龄化率相比较，2005年全产业的老龄化程度为9%，从此看出事态的严重性（图14）。

展望未来，除关东地区以外，与2000年相比，预计林业工作者的人数减少现象还会长时间持续到2030年。而那之后的预想也绝不乐观（图15）。

令人高兴的是近年来年轻人选择以从事自然林业为就职方向的人数略有增加。政府通过雇佣鼓励政策，2003～2008年以从其他产业转向林业的人口为主力军，新加入林业的人口数量从1994～2002年增加了1.8倍左右[17]。林业人口由于老龄化而减少的同时，新加入人口的增加，意味着整体的年轻化。期待老一辈林业工作者将经验和知识传授给年轻一代，重振林业及乡村的活力。

3. 村落的荒芜

随着《山村振兴法》等法规的出台，2010年，约占日本全国市町村4成共746个市町村被指定为振兴村。这样的区域占国土面积的5成，占森林面积的6成[15]。振兴村的特点是大多森林占村落总面积的9成。集中的平地少，相对平原地区而言自然地理条件险峻，经济依赖于农业和林业等第一产业的比例高。

在这些地方，虽然正在逐步改善，但道路、上下水管网、信息服务等生活基础设施与全国水平相比依然很低。此外，行政办

表1 森林功能一览表

① 生物多样性保护
　遗传保护
　生物物种保护
　　植物物种保护
　　动物物种保护（鸟兽保护）
　　菌类保护
　生态系统保护
　　河流生态保护
　　沿岸生态系统保护（包括鱼类保护）

② 地球环境保护
　缓和全球温暖化
　　二氧化碳吸收
　　化石燃料替代能源
　地球气候系统的稳定化

③ 防止泥石流功能／土壤保护功能
　防止表土侵蚀功能
　防止滑坡
　防止其他岩土灾害
　　防止落石
　　防止泥石流的发生·护坡
　　防止飞砂
　防止泥沙流出
　保护土壤（保持森林生产力）
　其他自然灾害防止功能
　　防止雪崩
　　防风
　　防雪
　　防潮水等

④ 水源涵养功能
　缓解洪水
　涵养水源
　水量调节
　水质净化

⑤ 舒适环境形成功能
　气候缓和
　　夏季气温下降（和冬季气温上升）
　　树荫
　大气净化
　　吸附尘埃
　　吸收污染物质
　舒适生活环境形成
　　防止噪声
　　舒适性

⑥ 保健娱乐功能
　疗养
　　康复治疗
　休养
　　休养（休息、放松）
　　散步
　　森林浴
　娱乐活动
　　出游
　　体育运动
　　钓鱼

⑦ 文化功能
　景观·风景
　学习·教育
　　生产·劳动体验的场所
　　认识自然·与自然交流的场所
　艺术
　宗教·祭祀
　传统文化
　保持地域多样性（形成风土文化）

⑧ 物质生产功能
　木材
　　燃料
　　建材
　　木制品原料
　　纸浆原料
　粮食
　肥料
　饲料
　药品和其他工业原料
　绿化材料
　观赏植物
　工艺材料

日本学术会议：关于评估与地球环境、人类生活相关的农业及森林的多方面功能，103pp，2001

（万m²）

—— 木材自给率（用材）	·········· 商品材自给率
—— 纸浆、切屑用材自给率	—— 合板用材自给率

（%）

12,000 · 100

10,000 · 80

进口木材

5,923万m²

8,000 · 60

40.9%

6,000 · 40

24.0%

4,000 · 20.8%

国产木材

18.2%

2,000 · 20

13.5%

1,873万m²

S30   35   40   45   50   55   60   H2   7   12   17（年度）

木材供给量（用材）

自给率

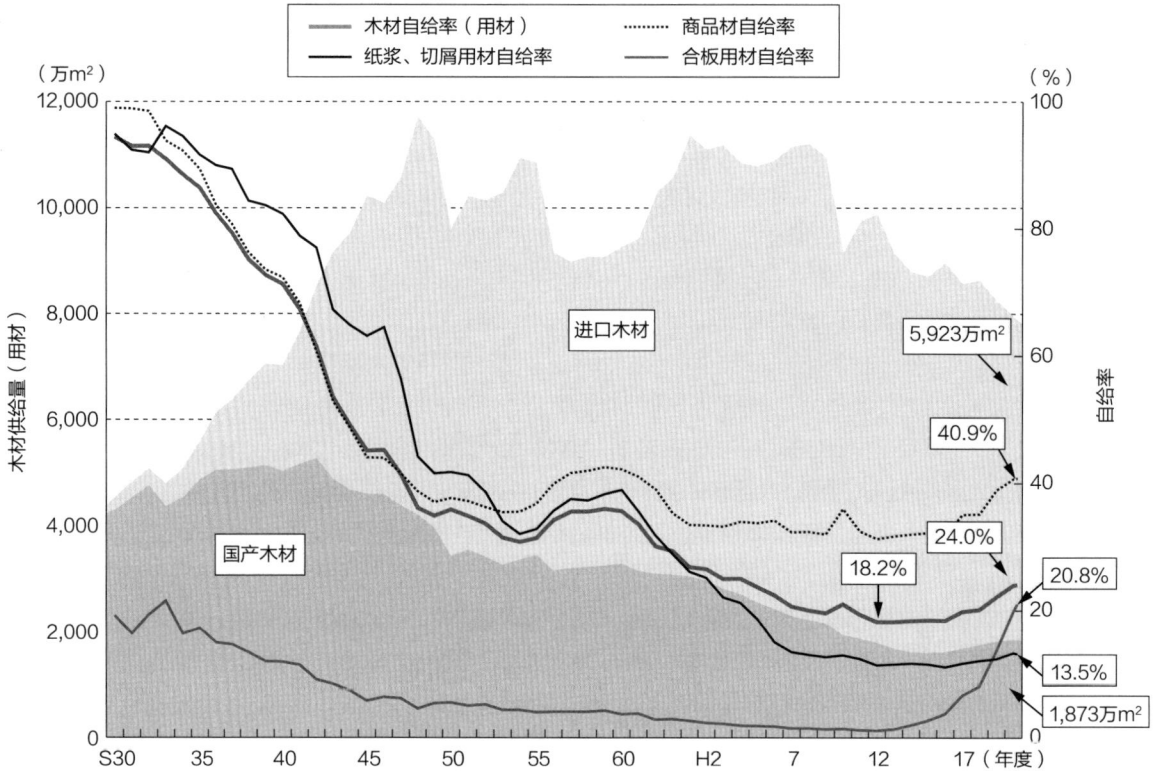

图12 日本木材需要量（用材）的推移

林野厅：森林·林业白皮书2009年版，日本林业协会，东京，254pp，2009

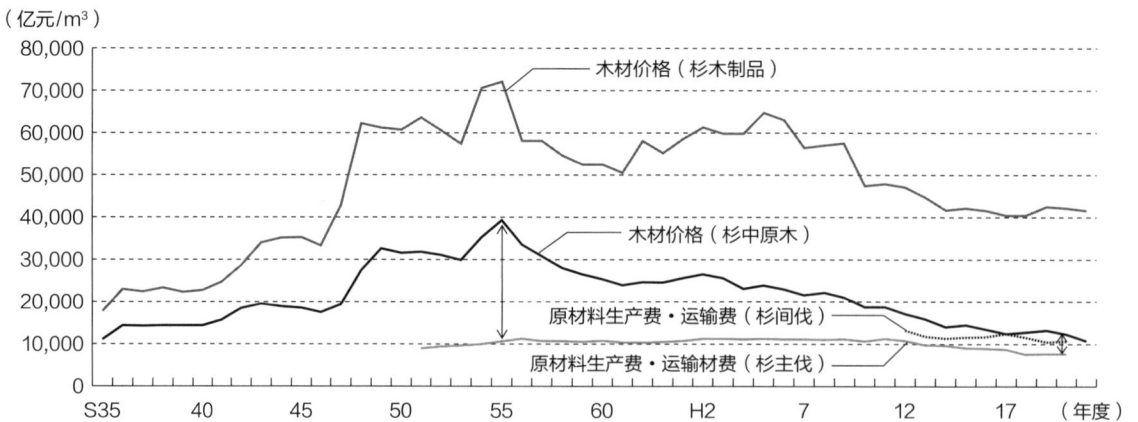

林野厅【木材需求和供给表】

（亿元/m³）

80,000 ·

木材价格（杉木制品）

70,000 ·

60,000 ·

50,000 ·

40,000 ·

木材价格（杉中原木）

30,000 ·

原材料生产费·运输费（杉间伐）

20,000 ·

10,000 ·

原材料生产费·运输材费（杉主伐）

S35   40   45   50   55   60   H2   7   12   17（年度）

图13 木材价格和原材料生产费用等的变化

林野厅：森林·林业白皮书2009年版，日本林业协会，东京，254pp，2009

农林水产省【木材价格】，林野厅业务资料

公、医疗机构、商业等与日常生活息息相关的设施、学校、图书馆等教育设施也大多远离居住区。与城市相比生活非常不便。此外，受到作为支柱产业的农林业衰退的影响，伴随着国家经济的高速增长，年轻人急剧流出，人口减少和老龄化问题越来越严

重。因此，振兴村的人口总数占全国人口的3%左右。65岁以上的高龄者所占的比例为31%，是全国平均20%的1.5倍左右[15]。

如果人口减少和老龄化进一步加剧，山村聚落功能下降，村落本身有可能消亡（图16）。通过对实际消失的村落的森林和林地的管理情况进行调查，报告显示，其中36%处于被搁置的状态（图17）。像这样，随着山村人口的外流和老龄化进程，导致没有适当管理和整治的森林仍在增加。造成森林正常功能得不到发挥的风险[18]。为了缓解或避免这一状况，需要考虑为从事林业的人员定居在山村提供必要的生活保障[19]。

作为解决方案，一些地区通过与城市互动交流的方式达到森林以及地域再生的目的。生活在大城市里的人有着亲近自然、体验慢生活、品尝农家特有饮食文化以及探索接触传统文化的需求。这种需求成为城市与农村契合点。通过交流，城市居民体验到健

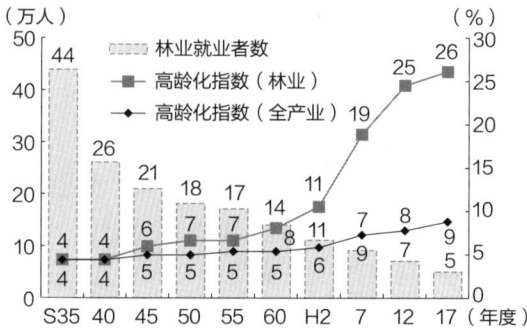

图14 林业劳动者及老龄化比率的变化

总务省"国情调查"

（注）老龄化指数是指65岁以上占总数的比例

林野厅：森林·林业白皮书2008年版，日本林业协会，244pp，修改部分2008年的数据后制作

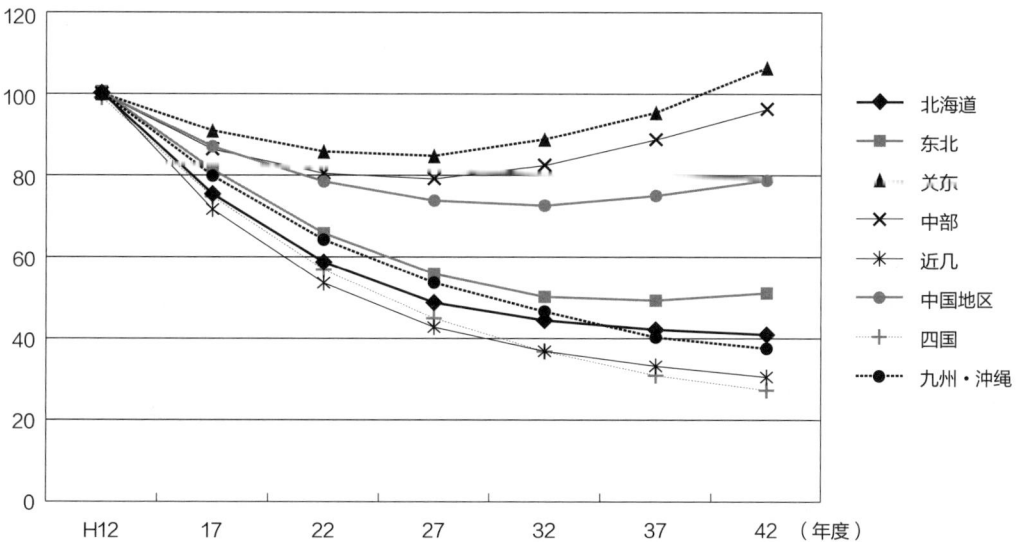

图15 地方林业工作者人数的将来推算（2000年的情况）

总务省"国情调查"

森林综合研究所：森林·林业的资源，社会经济和长期展望方法的发展，森业综合研究所，104pp，2006

康和轻松的生活方式，加深了对山村和森林·林业等的理解，增加了关注度。为山村所特有的当地林产品和农产品，例如蘑菇、蔬菜等提供了销路；也增加了当地住宿设施和商业设施的就业机会。此外，通过这样的交流活动，也为地方居民提供了一个重新审视、认识自己家乡和生活环境的好机会[15]。

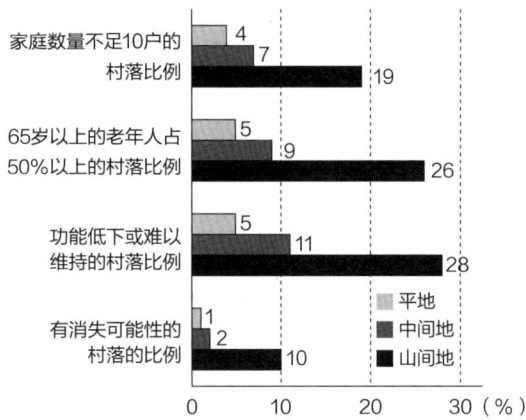

图16 人口稀少地区村落的状况

总务省和国土交通省《为制定国土规划，对村落现状的调查》（2007年8月公布）
（注）山间地：森林覆盖率80%以上的村落
　　　中间地：位于山区和平地中间的村落
　　　平地：森林覆盖率不足50%且耕作率在20%以上的村落
　　　林野厅：森林·林业白皮书2009年版，日本林业协会，东京，p254，2009

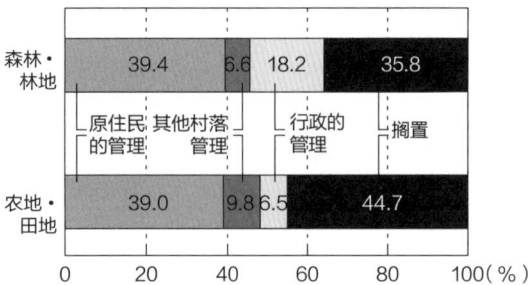

图17 森林·农地管理主体的比例

总务省和国土交通省《为制定国土规划，对村落现状的调查》（2007年8月公布）
林野厅：森林·林业白皮书2009年版，日本林业协会，东京，p245，2009

4. 森林发挥多方面的机能与功效

如前所述，森林除了生产木材以外，还具有多方面的、与我们生活密切相关的有形和无形的功能。可以从很多方面推算出森林的经济效益。吸收二氧化碳功能可以创收12391亿日元，防洪功能等同64686亿日元，水质净化功能等同128130亿日元等，可以说我们的生活直接或间接从森林中得到了非常大的收益[20]。另外，截至2011年3月，在森林政策上，根据林野厅颁布的森林、林业基本计划，全国森林按其功能区分，大致分为3个类型（资源循环利用林、水土保护林、人与自然共生林，图18）。在此，所谓资源循环利用林，主要是指在林业、林产业方面，提供木材和生物资源的森林。所谓水土保护林，是起到防止由于台风、暴雨导致的山体滑坡、泥石流等山地自然灾害和洪水灾害作用的森林，并且具有涵养水源，为人民生活的舒适性、安全性发挥基础支持作用的森林（图19）。另外，所谓人与自然共生林，主要是起到生活环境保护或健康、文化作用的森林。从林业成分结构和维持的观点出发，以天然林或是阔叶林为主，进行有规划的开发、管理的森林。

在森林的多种功能中，针对当前国民日益增长的养生、健康需求，森林的保健休养功能备受关注。根据内阁府的报告显示，随着调查的深入展开，国民在健康养生方面的需求变得越发高涨（图20）。

5. 作为地域活性化资源的森林浴

从生物学角度看，都市生活会激发人类回归自然的本能。也就是说，长时间被禁锢在人工环境下，身心会感受到压力。在复杂的社会、经济形势下，生活习惯疾病和抑郁症等，不分年龄地蔓延。这种压力促使人们

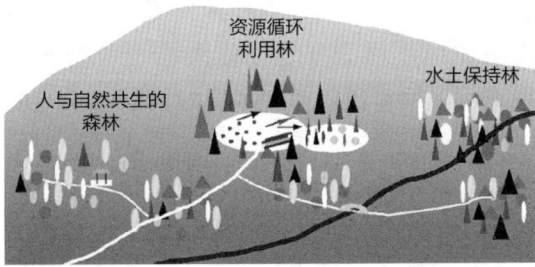

图18 为了综合发挥森林所具有的多方面功能的3个分区
（注）2011年度7月起将变更新区划分（7个分区）
参考内阁府冲绳综合事务局农林水产部资料

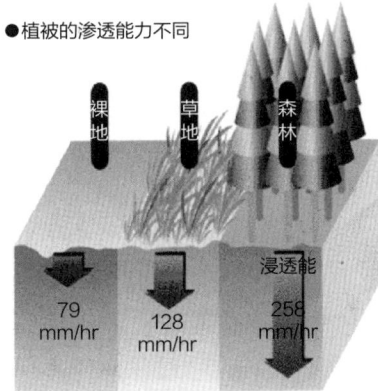

图20 对森林作用的期待—野外教育、
保健休养（民意调查）
资料：内阁府【民意调查】，林野厅业务资料

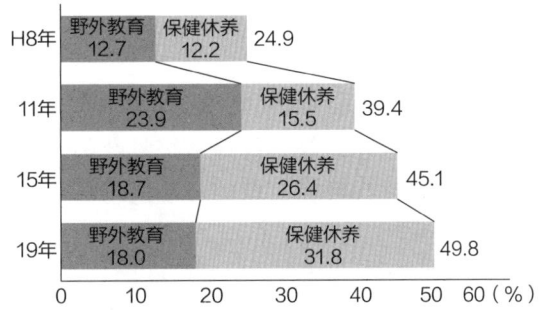

●植被的渗透能力不同

资料：村井宏、岩崎勇作《林地水及水土
保持功能研究》，1975年

图19 森林和裸土的径流量（水力曲线图）
林野厅业务资料

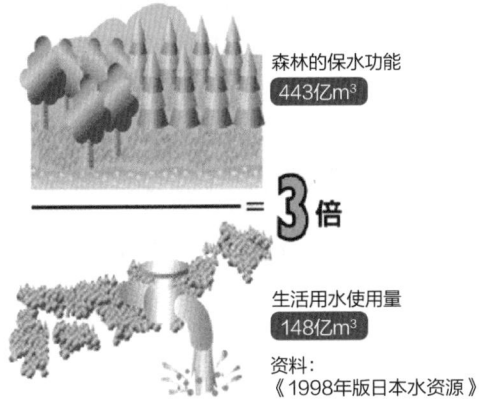

●森林的保水能力和生活用水使用量

森林的保水功能
443亿m³

= 3倍

生活用水使用量
148亿m³

资料：
《1998年版日本水资源》

萌发山寻求舒适、回归自然，期待在森林中得到休养，放松的愿望[21]。

在日本的传统中，自古以来认为森林是神圣的、修行的场所，是木材、燃料等资源的供应源，并没有把森林当作休闲养生的场所的习俗。但是，欧美人有森林漫步、露营的生活习惯；森林作为一个休闲场所早已融入了日常生活。森林成为生活空间的延伸，或者是生活空间一部分。特别是在德国，人们不仅在日常利用森林，而且自古以来就有被称为"水疗"的传统疗养、治疗法。森林为水疗提供了实施场所。也就是说，森

林被应用在医疗上。

在日本，近年来将人与自然共生的森林用于保健、康养的需求越发高涨。因此，当前是发展森林休闲产业的绝好时机。让人们认识到森林除生产木材以外，还有作为生活休闲体验的场所、作为生活圈的延伸、作为生活一部分等利用价值。这样，一方面，从城市居民的角度看，森林能为公众提供更丰富、更健康的生活方式和生活场所；另一方面，从乡村地区的角度看，期待人们从城市向森林覆盖率高的乡村流动。这样，乡村地区的热情与丰富的森林资源融为一体，期待

它能成为促进地域经济的发展，促进地区定居人口的增加的契机。

这样，社会、经济、医疗费用飙升、乡村地区的凋敝问题等，各种错综复杂的现实问题可以通过积极利用森林环境进行健康养生的方法得以缓解。

为了此项工作能得以顺利推进，首先，在整治作为体验场所的森林环境，搭建接受利用者的服务体制是当务之急。

另外，为了尽量避免风险，体现区域特色，制定合理的发展计划，需要对迄今为止的开创性尝试的事例、科学研究成果进行分析，客观、科学地验证和评价森林浴的康养效果。

D 森林浴作为医疗的补充和替代的功能

正如之前所讨论的那样，首先，作为社会经济问题，控制医疗费上涨是当务之急，这需要一个彻底的解决方案。但是，非常遗憾地说，我们还没有找到特效药。

其次，对于医疗费用上涨的主要原因之一的生活习惯疾病，现代西医的效果是有局限性的。西医擅长应对已经发病的病症，而不太重视疾病的预防。对于原因不明的疾病，发病原因复杂的慢性病，压力和精神原因引起的疾病，复发性疾病等[22]，西医显得束手无策。也就是说，应对诸如生活习惯疾病这类以预防和控制为主要有效手段的预防医学领域中，不能仅限于依靠西医，还应在多元化医疗领域进行探索，来替代和补充西医的局限性。这样可以大大降低患者的数量[23]。从这一观点出发，人们提出了各种补充和替代疗法（表2）。

另外，各项研究表明，利用绿地环境对医疗具有辅助效果[23、24]。例如，Mitchel团队的研究报告[25]。

一般而言，在贫困地区相对存在着健康条件恶劣、死亡率高的落差。从2001年开始，利用5年时间，对大约37万死亡人口的档案进行了居住区与绿地率相关联的调查。结果显示，在绿地附近居住可以减少由于经济条件差带来的健康落差，或者说居住地附近绿化率高可以减少健康落差。

综上所述，日本微气候变化丰富，生态系统多样，拥有庞大的森林面积，也许这就是日本研究有效利用森林绿地进行辅助医疗领域走在其他国家前面的原因吧。

表2 补充替代医疗的种类

传统民间疗法	中医、针灸、古印度医学、中华藏医、古希腊医学、其他国家民族的疗法、顺势疗法、自然疗法、人智医学
膳食草药疗法	营养辅助食品、绝食疗法、花疗法、草药疗法、长寿饮食、素食主义、维生素疗法、微量元素
放松、恢复疗法	生物反馈、催眠疗法、冥想疗法、放松疗法、形象疗法、渐进肌肉松弛疗法
运动疗法	太极拳、瑜伽、运动疗法、舞蹈疗法、森林疗法（水疗法）
动物、植物治愈疗法	动物疗法、海豚疗法、家庭疗法、园艺疗法
感官刺激疗法	芳香疗法、艺术疗法、绘画疗法、幽默疗法、光疗法、音乐疗法
物理疗法	温泉疗法、刺激疗法、电磁疗法
神经反射疗法	推拿、暖宝宝按摩、按摩、渗透力、反射学、神经反射区按压
环境疗法	森林疗法、SPA疗法（温泉疗法）、塔拉索疗法（海洋疗法）
宗教疗法	水晶疗法、信仰疗法、巫术

今西纯一，今西二郎：作为替代医疗的绿地环境的利用，环境信息科学，35（4），p31-36，2007年

既往有关森林浴减压效果的研究

A 国外的研究成果

让人感到意外的是，就森林浴而言，国外的科学研究并没有取得太大的进展。其中一个原因是欧美国家从心理上亲近森林。在森林中散步，放松身心是很日常的行为，因此没有刻意地去研究森林作为日常休养场所的作用的必要吧。但近年来，与日本有着大约相同的森林覆盖率、被誉为森林之国的芬兰[26]，以及被人口急速老龄化和医疗费用大幅度增涨问题所困扰的韩国开始了对森林浴的研究[27]。但是这两个国家在森林浴对人体（生理、医学性）产生效果方面的研究也是刚刚开始尝试。心理效果的调查仅限于使用各自的调查表，采集森林散步前后心理变化等，这类原始的、基于治疗医学的研究调查方式。可以说至少到现在为止，日本在利用科学方法阐明森林浴这一领域仍处于世界上领先的地位。

另外，在科学地阐明森林浴的效果以及其内在机制的研究领域，除了上述两个国家以外，欧洲和亚洲的其他国家的研究热情也空前高涨。在这样的态势背景下，2007 年的 IUFRO（国际森林研究联合机构）的国际会议上，启动了"Forests"和"Human Health"项目。另外，在 2008 年 8 月举行的 IUFRO 世界大会上，也作为 8 个主要议题之一上会。此外，从 2011 年 1 月开始，以日本

学术振兴会和芬兰科学院发起，日本独立行政法人森林综合研究所和芬兰森林综合研究所（METLA），开启了超越国家和环境的差异，共同调查森林浴对身心的影响的计划。可以说科学地阐明森林浴效果的研究，正在成为世界性的新动向。日本作为一个拥有广阔森林面积的国家，正处在这个研究领域的中心地位，非常令人欣慰。

B 日本的研究成果

1. 基于生理医学方法论的身体效果的研究成果

通过近几年进行的大规模实验，逐渐探明了森林浴的生理效果。在此之前的 20 世纪 90 年代已经有过这方面的研究。例如宫崎等在屋久岛以 5 位受试者为对象进行的森林浴实验[28]，结果显示，唾液中皮质面醇浓度与在实验室里相比，森林浴的数值低。另外，Ohtsuka 团队对 87 名患有非胰岛素依存症糖尿病的患者进行了实验[29]。具体是比较森林浴（3km 或 6km 的步行）前后的血糖值。报告显示，血糖值平均从 179mg/dL 明显降低到 108 mg/dL。还有，大平团队以 20 人为实验对象[30]，得到了在森林滞留 8 小时后 NK 活性细胞和免疫球蛋白 A、G、M 浓度明显上升的实验结果。

20 世纪 90 年代进行的初步研究中，在

实验者人数和实验场地等方面还存在有待进一步推敲的问题。比如，① 实验日的天气不可控，有可能影响了实验结果的可信度；② 当时的测量技术不如现在先进，难以在现场迅速提取大量的精准的实验数据。

为解决这些问题，实施了森林康养研究基地项目。2005～2010 年间，共计 42 个场地，以森林综合研究所为核心，进行了森林浴的生理效果实验。结果表明，无论在哪个实验地，森林浴的身体放松效果、缓解压力的效果，都从生理指标的显著变化中得到了证实。在朴团队的实验报告中[31]，通过心拍数变化的实验结果证实，森林浴后副交感神经活动有了明显提高。另外，恒次团队和 Tsumetsugu 团队的报告指出[32、33]，相对于城市环境，森林环境对于血压的高压、低压、脉搏数、唾液中皮质醇浓度都有明显向好效果。总结上述研究报告，朴团队的研究表明[34]，2005～2006 年间在 24 个森林和城市，以 280 名左右的受试者为对象，得到了综合性的报告结果。报告中指出，对实验的全部指标进行解析：血压的高、低压、脉搏数、心拍变动性 HF 成分（副交感神经系活动指标）、唾液中皮质醇浓度，全部数据都显示出森林环境比都市环境存在着向好的差异，证实了森林浴良好的效果。

另一方面，关于森林浴医学效果的研究，李团队以东京都内大型企业在职的 35～56 岁的男性员工为研究对象[35]。做了在长野县上松町的森林康养路上悠闲地散步的实验。逗留 3 天 2 夜，采样了免疫机能效果。其结果表明，与在东京时相比，NK 细胞活性提高的同时，NK 细胞释放出的 3 种抗癌蛋白质、穿孔蛋白、大酵素、颗粒赖氨酸都有所增加，证实了体内抗癌能力的提高。1 周后仍然保持着 45% 的提高，即使在 1 个月后仍有 23% 的提高效果。证明了免疫机能的长期持续性。另外，由于多数实验是以男性为研究对象的，因此李团队又以东京都内大学附属医院工作的女护士为研究对象[36]，在长野县信浓町的森林康养路线进行了逗留 3 天 2 夜的森林浴实验。NK 免疫细胞的活性、NK 细胞释放的抗癌蛋白质的水平、尿中肾上腺素等的测量结果显示，免疫力方面，在森林浴第 1 天和第 2 天以及第 7 天后，都显现出比森林浴前 NK 细胞活性有明显提升。说明对于女性也有持续提高免疫力的效果。另外，实验对象在副交感神经处于优势状态下，尿中肾上腺素浓度也同步减少，并证实了森林浴可以起到减压作用。

如此，对比我们每天的生活圈——城市环境和森林环境，研究森林浴对身体效果的工作正在加速进行。另一方面，为今后能够面向各种不同背景，不同目的的利用者，提供因人而异的个性化服务。需要进一步进行深入详细的研究。例如对森林类型的偏好，性格特点如何影响森林浴的效果；不同特性的团体与森林浴效果有无因果关系，以及因果关系的程度等。当然，将受试者分为不同的人群，研究其与环境的关系的数据是非常有意义的。但是，与此同时，从指导森林环境的规划设计角度，在实验中采用更贴切的语言化表达、提供更加具体的判断材料也十分具有现实意义。

2. 基于心理医学方法论的身体效果的研究成果

显而易见，基于心理学观点取得验证非常重要。因此，把焦点放在森林浴对心理影响方面的研究很多。实际上，从相关研究的体系来看，相对于身体机能相关数据的研究，心理研究比较容易在现场快速采集结果[37]。所以心理研究开始的也就比较早[38]。

另外，调查森林浴心理效果的研究大致分为两种。第一种是通过森林浴前后心情状态发生的变化，或者焦虑状态的变化调查，来测量通过五官感受到的森林环境对心理方面影响的特征和程度的方法。第二种是调查受试者是如何感受森林环境的，也就是说不只限于受试者的舒适感之类的直接效果，而是把森林环境要素进行指标化的研究和评价方法。

前者的主要使用的测量手段是，常被用与测量心情状态的 POMS（Profile of Mood Status）、用来测量焦虑状态的 STAI（State-Trait Anxiety Inventory）。而后者的测量手段是，使用根据 Osgood（详细参照岩下[39]）开发的 SD 法（Semantic Diferential Method，语义差异法）。并且，为了适应森林环境评价，将调查表中所使用的形容词重新订制。

在森林浴的研究中，第一种现场采集心理或生理变化效果的研究方法，以大平团队的研究为例[30]，研究结果表明短时间森林浴的心理改善效果不明显。至少经过一天以上效果才缓慢地显现出来。究其原因，是实验受到了当天恶劣天气、低温等客观要素影响。可以说在实验的设定等方面存在问题。此后，大石[40]、川原[41]、绞谷团队的研究表明[42]，15～60 分钟的较短时间森林浴也有降低心理压力的效果。

另外，关于效果的持续性，在 Morita 团队的研究成果中[43]，以 500 名受试者为对象，森林浴后与回到日常生活后的状态相比较，得到森林浴能安定情绪，减少焦虑的结论。马场团队使用了一系列的 STAI 方法研究[44、45]。虽然被指出受试者数量过少，但是也得到了森林浴能缓解暂时的焦虑的结论。表明森林浴有心理上的效果。

到这里，介绍的研究方法基本上是在森林环境中，森林浴前后通过调查表进行的测量，也有一部分采用了与生理测量指标并用的方法。

另一方面，如同体检一样，也有试图通过日常生活的都市环境和森林环境对比来研究森林浴的学者。例如，本书作者[46]、绞谷团队等[47]。着眼于都市环境和森林环境的光环境、温热环境的不同。森林环境相比城市在心理上是更加凉爽，温度更加舒适；在光环境方面，眩光较少，有好的视觉感受。另外，井川原[48]、绞谷团队还研究了落叶阔叶林、常绿针叶林、常绿阔叶林等不同种类的森林环境的森林浴效果[49]。各种研究都表明森林环境比其他环境具有更高的心理改善效果，其中特别是明亮的阔叶林的效果最好。并且，不仅是健康的成人，也有以幼儿和高龄者为研究对象的研究[50]。各种研究结果均得出有效的结论。

如上所述，可以说已经从非常多的角度进行了森林浴改善心理效果的研究。然而，每一项研究成果都有其局限性。造成这种局限性的原因是任何一项研究都一直关注人与森林环境的关系。基于这一原则，即使尽可能地采用多种变量，也只能局限于年龄、性别和职业这种社会人口统计学的要素。而未能考虑其个人的、个性的特征。就像体检一样，采用基于全体人群的最大公约数的方式，假定了一个标准人来进行分析研究。

3. 遗留课题

关于森林浴，从生理、心理等多方面进行了各种各样的研究，并取得了相应的成果。可以看出，日本在森林浴研究领域领先于其他国家。为使日本在这一领域继续保持领先，今后还有几个课题等待被揭开。

首先，到目前为止的研究中，为了突出森林浴的效果及其特征，基本上都是使用了日常生活的城市环境作为对比对象。但是，假如断定是森林浴的效果，那么其他环境的改变是否也有减压的效果呢？即使不是森林，也可以是海岸和草原等其他自然环境，或者农田等人造自然环境，甚至在人造的仿森林环境设施中是否也能得到同样的效果呢？就这个疑问，森林综合研究所正在进行这方面的探索。

其次，森林环境通常是由多种要素构成，是一个非常复杂的系统。也就是说，不可能每次都能得到完全一样的环境。而且，即使同样的环境，也会因受试者的来访目的、性格、人生经历、兴趣爱好等个性特征而带来森林浴效果的差异。关于这一点，在恒次[51]，小山团队的研究中指出了这种差异的存在[52]。但是人的个性本身就是一个非常复杂的系统，所以各种特征中采用哪个作为代表性的指标？或者怎样调查这个指标与森林浴效果的关联性？这方面的讨论一直没有一个令人满意的答案。当然，即使存在这些疑问，当前关于森林浴本身有无效果的研究，对于用科学的方法引导森林浴的研究方向，为森林浴的现场实施提供指导还是具有重大意义的。

虽然现在已经明确了森林浴对身体和心理的改善效果，作为下一步的研究方向，如何运用迄今为止的研究成果，应对每个利用者的各种需求，如何将研究成果更行之有效地融入森林浴项目策划中，类似这种问题急需尽快解决。

4. 森林浴与身心健康的关系

回顾这些过去的研究，到目前为止，在医学、生理学以及心理学研究基础上，以身心健康科学领域（科学地阐述人类的心理和身体有机的关联性的学问）为视点，着重进行了森林浴的心理效果的论证。在本章最开始时提出，之所以着眼于心理效果的研究。是因为在实践中，比较容易得到整治森林环境、制定森林浴项目流程所需要的感性和数据性的信息，而且比较容易实施到环境规划设计中，对于森林浴项目实施具有应用价值。而根据个体差异分类，提取生理差异相对比较困难。于是，就采用"Cannon&Bard"理论（情绪变化导致生理变化理论）[53]。可以先通过了解心理状态，再来预见身体上的变化。

另一方面，着眼于身心健康科学中的一个关键概念——身心相关（心与身体之间的有机关联）。这里的身心相关，为了避免混淆，特别指出不是上述的"通过了解心理的状态来预见身体上的变化"的意思，而是以森林中的活动为视点，从"静态的调整身心（坐观，坐着眺望风景）和动态的运动（步行）这两种状态的森林浴对心理效果的影响"的调查。仅限于此含义范围内研究。

如图 21 所示，在本书中，将身心相关作为关键概念，仿照身心健康科学的研究，通过研究个体差异对森林浴心理效果的影响，进行基于心理（心）和身体（身）相关的活动的调查，开创性地尝试揭开维持、增进、恢复健康人群的心理健康状态的秘密。

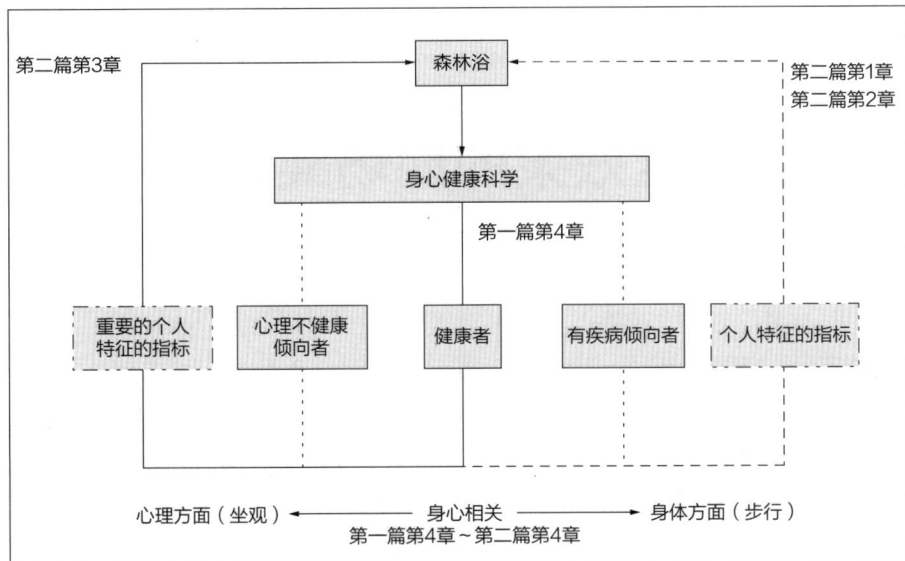

本书的森林浴研究涉及身心健康科学。受试者都是健康者。第一篇第4章以一般健康者为对象；第二篇第1章和第2章中，提取了多数的个体差异指标；第二篇第3章提取了重要的个体差异指标（神经质倾向），从身心健康科学的角度，来研究对森林环境的印象评价以及与森林浴心理效果的关系。

图 21　森林浴在身心健康科学中的地位

森林浴减压效果的现场实验

●●

A 调查概要

第4章将详细描述实验结果，在此之前，先介绍一下现场实验的情况和用于调查减压效果的调查表，以及2008年的7~9月，在3个实验场地进行的森林浴实验的调查方法。

1. 调查对象

受试者是在调查地附近公开征集的20多岁的男性大学生和研究生。限定受试者性别、年龄、职业的理由是为了减少因属性不同而导致结果差异。

2. 调查地点

调查地点选定为A县X市的针阔混交林（图22）、B县Y町的针叶人工林（图23）和C县Z村的落叶阔叶林（图24）。每个调查地点都为实验选定了1.0~1.7km、平坦、容易行走且整治完好的森林散步路，作为步行的实验路线。另外，作为坐观的场所，在步行路线附近，由隶属于独立行政法人森林综合研究所的森林学和造园学方面的权威专家们，选定景观良好的观察点。

另一方面，作为森林调查地点的比照对象，选择了X、Y、Z三个城市实验点。都是人流较多的城市重点JR车站（日本铁路）的站前。设定了坐观以及与上面森林环境距离相同的步行线路。

为了避免过多变量把分析引向复杂化而迷失了问题本质的讨论，在以后的分析中，将这些实验点合并为城市环境和森林环境。因为讨论的重点在于人的一面，为了使论证更容易理解，尽可能减少环境方面的变量，先把环境要素抽象化。

另外，这次选定落叶阔叶林、常绿针叶林、针阔混交林等国内具有代表性的森林作为实验点。通过集约处理，将森林抽象化。在设定步行路线时，为了提高森林浴的舒适性，实验前请X市、Y町和C村的职员事先做好准备：（1）确认没有斜坡；（2）梳理杂草；（3）为获得良好的视线而做了部分间伐，并尽量确保各实验地点环境基本相同。

3. 调查时间表

实验日都是晴天。调查的概要如表3所示。另外，受试者从实验第一天到结束都住在酒店里、吃同样的食物。实验第1天的下午，在森林环境和城市环境的休息室里等候，确认实验场地后，将受试者随机编号并分成两组，每组5或6人。第2天开始，模拟在森林环境和城市环境中一般的行为，安排了步行和坐观的活动。实验期间为期两天，10~12人都进行了两天的实验。将两组交替安排在森林和城市实验点，以抵消体验环境的顺序对实验结果的影响。实验和调查时间表如图25所示。各受试者在森林实验点和城市实验点设定的步行线路中分别进行15～25分钟的散步之后，在森林环境和城市环境中规定的地点分别进行了大约15分钟的

风景眺望（坐观，图26、图27）。关于实验流程，如图28所示。

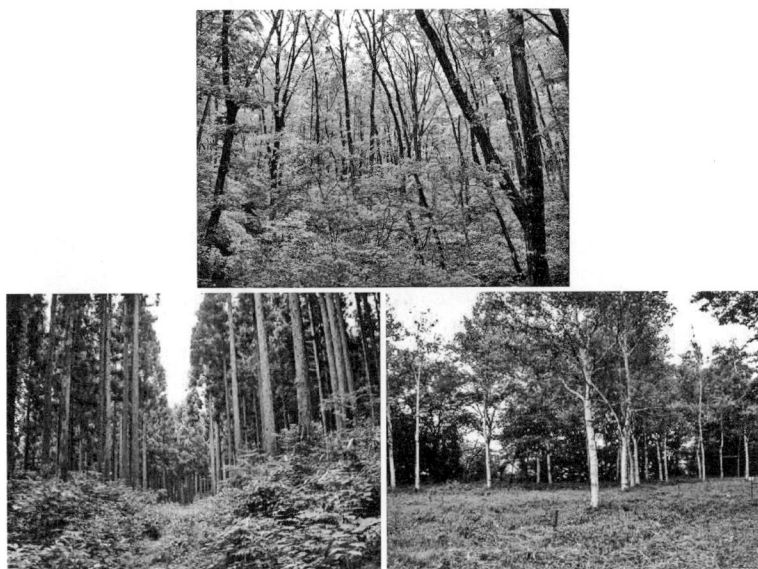

图22 X市针阔混交林
调查地的林相由白桦的次生林和杉树的人工林构成

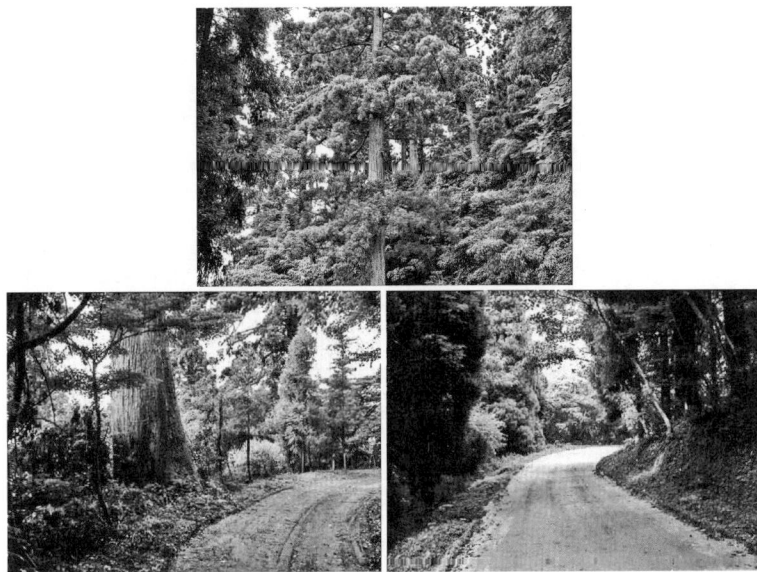

图23 Y町的常绿针叶林
调查地的林相主要由杉树人工林构成

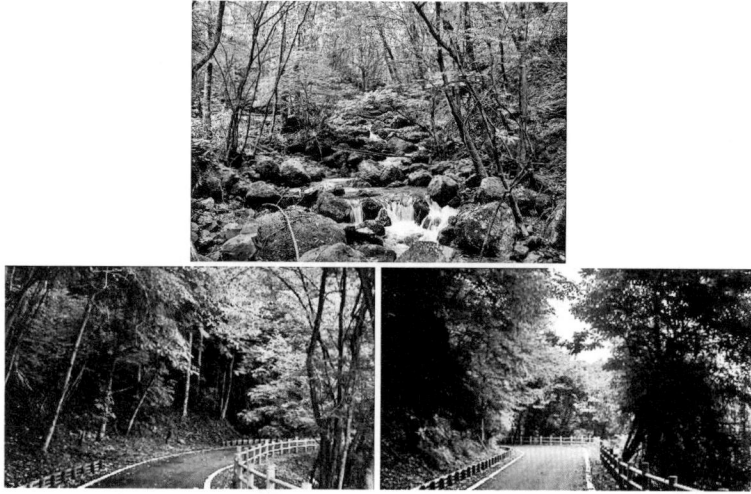

图24 Z村的落叶阔叶林

调查地的林相主要由枫树、水曲柳等落叶阔叶林构成

表3 调查概要

实验点	A县X市	B县Y町	C县Z村
调查日	7月15、16日	7月30、31日	9月2、3日
天气	晴	晴	晴
森林种类	针阔混交林	针叶树人工林	落叶阔叶林
受试者年龄（标准偏差）	21.7（±1.6）	21.8（±1.1）	22.3（±1.4）
步行距离	1km	1km	1.7km
受试者人数（n）	10	12	11

在城市环境和森林环境进行了相同的实验。实验尽可能保证调查日期、天气、受试者组人数、受试者平均年龄、步行距离都基本相同。城市实验点为A县X市JR富山站前、B县Y町JR博多站前、C县Z村JR高崎站前。

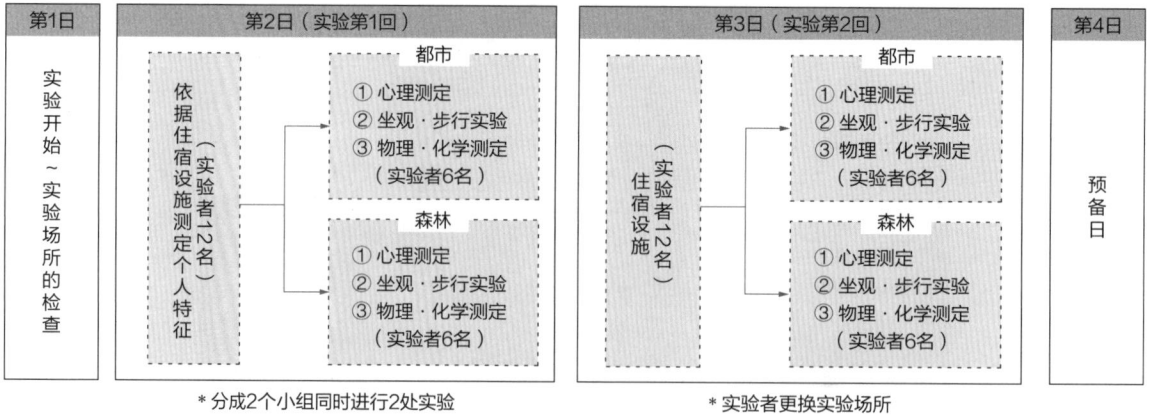

图25 实验和调查时间表（整个实验期间的动态）

实验及调查花了3天（第四天为预备日）进行。将12名受试者分成两组，在第2天、第3天分别到森林（森林调查地）、城市（城市调查地）两组交叉进行调查。

参考森林浴社会（森林セラピーソサエティ）主页信息制作

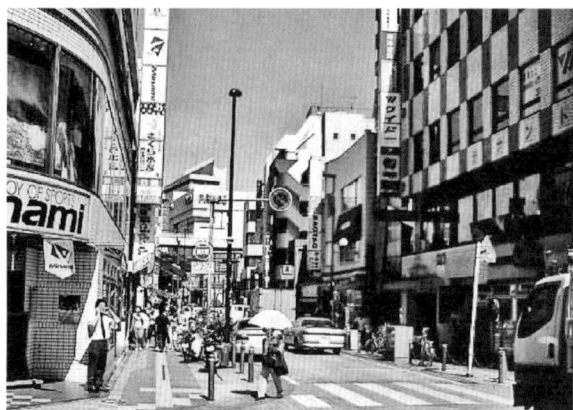

城市环境的风景　　　　　　　　　　　森林环境的风景

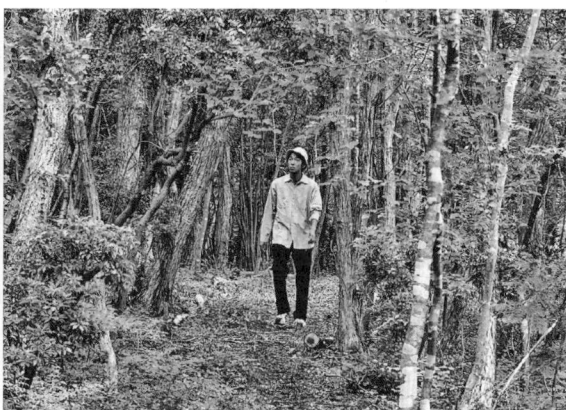

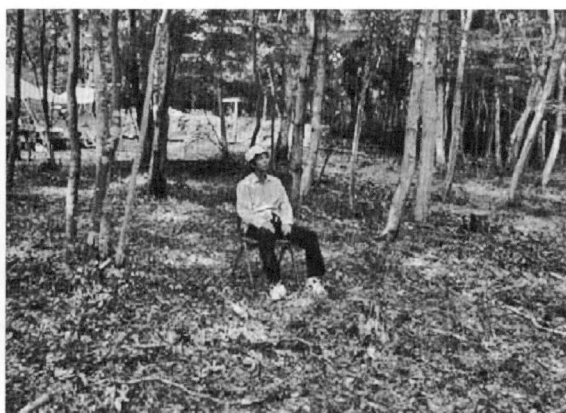

图26　步行实验的案例

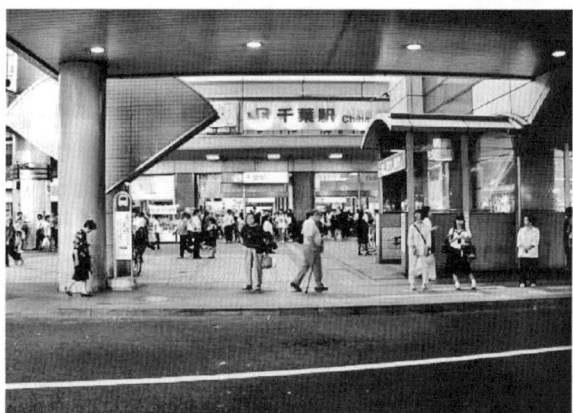

城市环境的风景　　　　　　　　　　　森林环境的风景

图27　坐观实验的案例

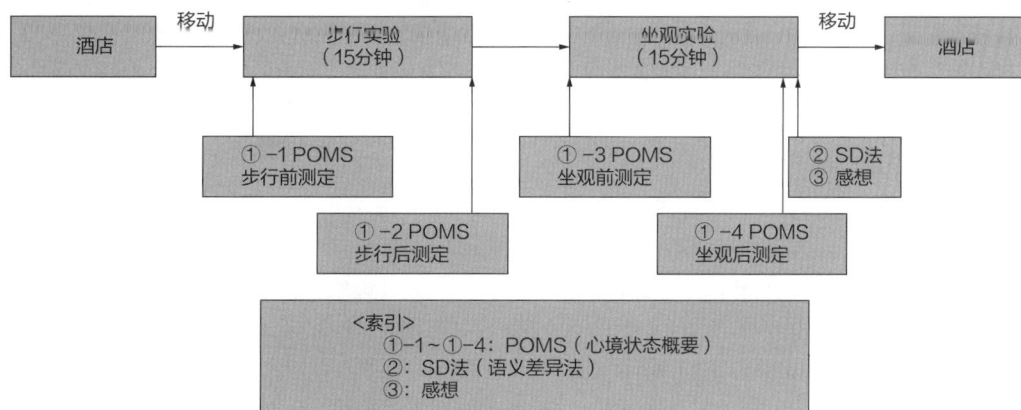

图28　实验和调查日程（一天的活动）

POMS 在现场测量了步行前后和坐观前后共计 4 次。关于 SD 法、感想问卷，在坐观后到现场（SD 法）或在现场周围的休息室（感想问卷）中征求回答。

B　心理效果的测量

为测量森林浴的减压效果和收集受试者对森林环境的印象和对森林浴的最终感想，使用了POMS、SD法、感想问卷这3个调查表的形式。各调查表的特征如下。

1. 减压效果测量（POMS）

为了调查受试者的情绪，实施了"感情简历"检查法（Profile of Mood States，POMS）"。POMS是一种适用于获取受试者短期情绪、情感的调查表。同时评价"紧张—不安""抑郁—低落""愤怒—敌意""活力""疲劳""烦躁"这6个情绪指标。为了减轻受试者的负担，这次使用的是POMS简化版。正规版有65个测量项，简化版缩减到30项。这样既可以得到和正规版基本相同质量的测量结果，并且可以避免测量本身带来心情、感情的变化。

2. 森林环境印象评价（SD法）

在实验中，为了评价森林环境的印象，实验后在现场，用SD法采集了印象评价。如前所述，SD法是Osgood团队（岩下[39]）开发的心理测量方法之一，被认为是一种适用于对印象、图像等进行评价的测量手法。此方法广泛应用于色彩的心理效果、商品的印象评价调查等方面，也被广泛运用于建筑、城市工学领域，作为对空间体验产生的心理反应的测量手法。近年来，除了以视觉为中心的实验项目之外，还采用了其他如嗅觉、触觉等与五官相关的项目[54~56]，比较适合在本次实验中了解受试者对森林环境整体印象。这次实验采用了适合表达森林环境的25对反应心理状态形容词，7个等级来制作调查表。

3. 森林浴后的感想（感想问卷）

为调查受试者在森林浴后的最终感想，制作了"感想问卷"。从以前的一些研究来看，森林浴后，受试者会出现感觉平静和激动两种不同倾向的结果。也就是说，体验结果因人而异。因此，在这次调查问卷中，从"非常平静"到"非常兴奋"之间分成7个等级。问卷是在所有的实验结束后，回到森林实验点和城市实验点的休息室中回答的。

C　个性特征的测量

本书的第二篇将尝试揭开个性差异与森林浴的心理效果的关系。我们会从多个视角来把握个性特征。具体为：（1）知识储备和经验；（2）性格特征；（3）自信心；（4）价值观、兴趣。下面对每一个视点做简要说明。

1. 知识储备和经验（履历表）

为了调查受试者对于森林的知识储备和经验，制作了履历表。在履历表里，调查了受试者的与森林相关的经历、对森林的喜好和兴趣、知识储备以及与自然接触的机会等。如表4所示，关于过去与自然接触的机会，特别是7~12岁的小学生受自然影响会比较大；因此，把小学生1、2年级定为低年级，3、4年级定为中年级，5、6年级定为高年级；每两年级一组，分成3个部分来调查。

2. 性格特征（Neo-FFI，新五要素清单）

为了调查性格特征，使用了Neo-FFI；（Neo Five Factor Inventory，也称为新五要素清单）调查表。Neo-FFI常用于测量健康的人的性格特征，是护理等临床医学中常用的调查表。从性格的5个主要层面，神经质倾向

（Neuroticism）、外向性（Extraversion）、开放性（Openness）、协调性（Agreableness）、诚实性（Conscientiousnes）的 5 类 60 项来进行测量（表 4）。

3. 自信心（GSES，自我效能表）

GSES（General Self-Efficacy Scale，一般称自我效能表）是评估自信心（自我效能）的代表性调查表之一。自我效能是 Bandura（详细情况参照坂野[57]）提出的概念，是迄今为止对于自己想做的事情能否实现的一种自我评价（表 4）。GSES，通过 16 项目的"Yes"或"No"二选一，可以从行动积极性、对失败的不安、社会能力定位，这 3 个方面来进行调查。这 3 种指标被综合为自信心（自我效能）调查表。

4. 价值观、兴趣（TBS-test，汤普森 / 巴顿等级实验）

TBS-test（Thompson and Barton Scale-test）是汤普森团队开发[58]，然后通过 Bjerke 团队改进的调查问卷[59]。可以调查受试者对自然环境的价值观和兴趣。在其他国家，被北欧的 Kaltenborn 等[60]、美国的 Schultz 等[61]研究人员使用。在日本，本书作者等人也认可其有效性[62]。作为调查对自然环境的价值观的指标，设定了以生态系统为中心的"生态中心主义"和以人类为中心的"人类中心主义"两种人格。另外，再加上对自然环境的兴趣度，增加了"对环境没兴趣"类型。通过以上这三类指标，25 个项目 7 个等级制作成 TBS-test 调查表（表 4、表 5）。

表4 调查表的内容和量化方法

调查表	调查目的	性格特征指标	摘要
履历表	受试者对森林的喜好和居住地周围自然环境等个人经历相关的履历等	是否喜欢森林	1. 非常不喜欢　2. 不喜欢　3. 有点不喜欢　4. 一般　5. 有点喜欢　6. 喜欢　7. 非常喜欢
		对森林的兴趣	1. 完全没有　2. 几乎没有　3. 有点兴趣　4. 有兴趣　5. 非常喜欢
		森林的知识储备	1. 没有知识　2. 没有太多知识　3. 不确定　4. 有一定程度的知识　5. 知识丰富　以此来计算得分
		之前接触自然的机会	每天得 5 分～几乎没有得 0 分，分 5 个等级，按"小学低年级""小学中年级""小学高年级""中学""高中"分别统计得分
		之前居住地周边的绿化	1. 非常少　2. 少　3. 较少　4. 一般　5. 较多　6. 多　7. 非常多，以此来计算得分
		现在接触自然的机会	1. 减少了　2. 稍微减少了　3. 不变　4. 稍微增加了　5. 增加了，以此来计算得分
Neo-FFI	掌握受试者的性格特征	神经质倾向　外向性　开放性　协调性　诚实性	测量健康人的性格特征，临床上主要是性格的五个方面：神经质倾向（Neuroticism）、外向性（Extraversion）、开放性（Openness）、协调性（Agreableness）、诚实性（Conscientiousness）五个指标，60 个项目
GSES	掌握受试者的自信心	对失败的不安、行动积极性、社会能力定位	根据 16 项二选一的调查表，从"行动积极性""对失败的不安""社会能力定位"这 3 个指标来调查受试者的自信心（Self-Efficacy）
TBS-test	掌握受试者的环境价值观、关心度	生态中心主义　人类中心主义　对环境没兴趣	设定了 3 个指标，25 个设问中用有 7 个等级（1：非常不关心～7：非常关心）要求回答，从而调查对环境的关心度和环境价值观

履历表的项目有"是否喜欢森林""对森林的兴趣""森林的知识储备""之前接触自然的机会""之前居住地周边的绿化""现在接触自然的机会" 6 个性格特征的指标。关于项目的选择，参考了以往研究和预实验的结果，筛选出了与森林浴的心理效果有关的项目。

表5 TBS-test 的提问项目

项目	询问内容	指标
1	我不希望由于人口的增长，为了土地开发而破坏自然	○
2	我觉得在自然中，什么都不做也能感到快乐	○
3	我认为人类很难做到为防止热带雨林消失，而停止土地开发，限制新药品的研发	●
4	看到为了开发而砍伐的森林，我会很悲伤	○
5	我认为"大多数自然保护主义者都很悲观"这一说法相当偏颇	×
6	比起在动物园看动物，我更喜欢野生动物	○
7	露营是一种又不花钱又有意思的消遣	●
8	我不密切关注环境问题	×
9	花时间享受自然是必要的	○
10	我担忧现在过度砍伐森林会导致不能给下一代留下足够的树木	●
11	当遇到不顺利的时候走到大自然中会感到舒适	○
12	我对环境没兴趣问题	×
13	保持河流和湖泊的清洁是为了人们可以享受更多的水上运动	●
14	我反对保护自然环境、减少环境污染、保护自然资源的项目	×
15	看到被破坏的自然就会悲伤	○
16	保护自然的重要目的是为了人类生存下去	●
17	回收利用的好处是可以省钱	●
18	自然为人类幸福和欢乐做出了重要贡献	●
19	至今为止人们过度强调自然保护了	×
20	保护自然资源是为了保护我们自身	●
21	在大自然中有很好的减压的作用	○
22	自然保护的重要目的是为了维持人类生活水平的持久	●
23	自然保护的重要目的是保护未被开发的自然地区	○
24	我觉得只要能保持生活质量，持续的土地开发是正确的	●
25	我有时觉得动物很像人	○

TBS-test 可以从"生态中心主义"（10 个问题）、"人类中心主义"（10 个问题）两个指标来衡量对环境的价值观，从"对环境没兴趣"（5 个问题）反过来衡量对环境的关心度。项目和指标的对应关系为：○ = 生态中心主义性、● = 人类中心主义性、× = 对环境没兴趣。

高山范理、喜多明、香川隆英：生活区域的自然环境对身边森林的接触活动、管理活动的影响《景观研究》70（5），p585-590，2007.

•••

森林浴减压效果的验证

•••

我们在森林环境中享受到的减压效果，是源于五官感受到了森林环境中各种各样的物理要素。那么，很容易理解，在验证森林浴的减压效果之前，首先需要对森林的物理环境进行整治。然后，对比森林环境和都市环境的印象评价，以及森林浴前后的减压效果。以此方法来进行实验。

A 森林的物理环境要素

在森林环境中，太阳直射光被树木的枝叶遮挡；然后，树叶和土壤中的水分蒸发吸收了森林里空气的热量；因此，森林里气温比较凉爽。像这样，把握森林的物理环境对检测森林浴的减压效果非常重要。在实验中，我们的团队对城市、森林的物理环境要素进行测量、记录、整理和比较。

物理环境调查的测量指标有声压、温热环境、相对照度、绝对照度、气压、负氧离子这6个指标。关于以上的测量指标，分别在森林和城市实验点同时进行了测量。测量时间为早上9点到16点之间。绝对照度（lx）和相对照度（%）这两个关于照度的指标，前者是使用照度计直接在实验点测量出的绝对照度，而后者是森林学领域中经常使用一个指标，是森林与裸地的亮度的比值，用百分比（%）表示。温热环境，是指实验点的气温（℃）、相对湿度（%）、辐射

热（℃）、风速（m/s）的实测值；声压是指用噪声计（单位：dB）测量实验点的声音的压力值；气压是实验点在实验时的大气压（HPa）；负氧离子是实验点空气中负氧离子含量（X1000 个 /cc）。

表6是相对照度（仅森林环境），表7是绝对照度的测量结果。从表6可以看出，在针叶林的 Y 町，相对照度在30%以下；在落叶阔叶树森林的 Z 町、针阔混交林的 X 市，是34%~38%。各森林实验点的环境都非常明亮且保护得很好。从表7可以看出，与城市环境相比，森林环境的绝对照度低了很多，标准偏差（照度分布均匀程度、耀眼等）也很小。至少在夏季，森林环境与城市环境相比，由于照度相对较低，所以不容易

表6 相对照度测量结果

	测量点	森林环境	
	测量日	1 日	2 日
X 市	n	15	15
	平均值（%）	37.6	37.1
	标准偏差（±）	19.97	15.21
Y 町	n	15	15
	平均值（%）	25.9	29.3
	标准偏差（±）	10.52	14.54
Z 村	n	15	15
	平均值（%）	34.0	33.6
	标准偏差（±）	14.04	18.53

落叶阔叶林的 Z 村、针阔混交林的 X 市，由于上空开阔，所以相对照度较高。在杉树针叶林的 Y 町，照度为26%~29%，但由于针叶树的林冠垂直生长，所以可以说还是相当明亮的。

表7 绝对照度测量结果

测量点		森林环境		城市环境	
测量日		1 日	2 日	1 日	2 日
X 市	n	31	33	30	24
	平均值（lx）	14470.3	3453.1	109093.3	74758.3
	标准偏差（±）	8605.6	3084.0	17272.9	27238.5
Y 町	n	31	31	28	39
	平均值（lx）	11806.4	7491.9	40332.5	26609.7
	标准偏差（±）	17257.3	12751.3	38516.2	24530.0
Z 村	n	50	41	34	34
	平均值（lx）	5599.4	4354.8	47150.0	67661.5
	标准偏差（±）	4540.1	3783.7	31158.1	29913.9

与城市环境相比，森林环境的照度值低 1/20～1/4。另外，从标准偏差值可以看出，照度的偏差也小，不容易产生不舒适的眩光等，可以说是相对舒适的光环境。

发生眩光，可以说是一种温和的光环境。

从表 8 的温热环境的比较来看，森林环境与城市环境相比，气温和辐射热较低，湿度较高，有较温和的风环境。特别是气温和辐射热比城市环境低很多，可以说温热环境也是很舒适的。

从表 9 的声压的比较来看，X 市、Y 町的森林环境声压与城市环境比，相对较低。Z 村的声压与城市地区几乎相同。在森林环境中 dB 值较高的原因是蝉鸣的影响。一般声压超过 60dB 的话，会有相当吵的感觉，但是据政木团队的研究[63]，森林环境的蝉鸣声和一般意义上的噪声是不同的，这里需要特别补充说明一下。

表 10 气压的比较结果来看，森林的气压相对城市较低，应该是因为森林实验点位于海拔相对较高的山地吧。负氧离子比较结果（表 11），与设想的相反森林与城市的测量结果反而没有明显差别。

以上是实验时森林和城市的物理环境要素的测量结果。

B　实验点的印象评价（森林环境／城市环境）

那么接下来，受试者对这样的森林环境的印象评价是怎样呢？下面我把在 X 市、Y 町和 Z 村进行的实验结果汇总一下进行探讨。图 29 整理了所有实验点，共计 33 名受试者对森林环境和城市环境的印象评价。乍一看，人们对于森林环境和城市环境所抱有的印象有很大差别。对森林环境大多抱有美丽舒适、安心易亲近的积极印象；与此相比，对城市环境，抱有人为的吵闹、不愉快和不健康等强烈的负面印象。

C　减压效果（森林环境／城市环境）

以上这些森林环境的物理要素和对森林环境的印象给森林浴的减压效果带来怎样的影响呢？在这里，通过森林与城市环境对比，短时间散步活动和短时间坐在椅子上欣赏风景的坐观活动，以这两个具有代表性的行为来进行调查。首先，在步行前后以及坐观前

表8 温热环境测量结果

	项目	测量点	测量日	n	平均值	标准偏差（±）
X市	气温（℃）	森林	1日	42	24.9	0.77
			2日	38	26.8	0.77
		城市	1日	42	27.9	0.88
			2日	41	30.3	1.35
	湿度（%）	森林	1日	42	80.4	2.13
			2日	38	72.6	3.78
		城市	1日	42	71.3	3.78
			2日	41	63.6	3.88
	辐射热（℃）	森林	1日	42	29.8	2.83
			2日	38	32.7	3.10
		城市	1日	42	30.7	4.01
			2日	41	33.0	4.43
	风速（m/s）	森林	1日	42	0.54	0.30
			2日	38	0.63	0.29
		城市	1日	42	1.32	0.70
			2日	41	1.18	0.67
Y町	气温（℃）	森林	1日	42	26.3	0.65
			2日	38	27.0	1.16
		城市	1日	40	32.2	0.61
			2日	40	32.4	0.61
	湿度（%）	森林	1日	42	85.1	3.50
			2日	38	82.9	5.44
		城市	1日	40	64.9	3.31
			2日	40	62.1	2.20
	辐射热（℃）	森林	1日	42	26.2	1.16
			2日	38	27.4	1.73
		城市	1日	40	39.2	3.77
			2日	40	37.6	3.55
	风速（m/s）	森林	1日	42	0.54	0.17
			2日	38	0.53	0.27
		城市	1日	40	2.04	0.90
			2日	40	1.82	0.90
Z村	气温（℃）	森林	1日	42	17.9	0.29
			2日	40	19.6	0.63
		城市	1日	41	29.6	1.50
			2日	40	31.8	1.93
	湿度（%）	森林	1日	42	96.2	2.04
			2日	40	93.7	3.59
		城市	1日	41	66.7	6.49
			2日	40	56.7	7.02
	辐射热（℃）	森林	1日	42	18.0	0.38
			2日	40	19.7	1.01
		城市	1日	41	37.4	7.21
			2日	40	40.5	9.29
	风速（m/s）	森林	1日	42	0.18	0.08
			2日	40	0.19	0.10
		城市	1日	41	1.56	0.90
			2日	40	1.51	0.83

与城市环境相比，森林环境气温最大低15℃左右，辐射热最大低20℃左右；另外，森林环境相对湿度高，风力不大。

表9 声压测量结果

	测量点	森林环境		城市环境	
	测量日	1 日	2 日	1 日	2 日
X 市	n	27, 274	26, 747	26, 328	25, 645
	平均值（dB）	38.4	38.3	64.2	64.4
	标准偏差（±）	7.06	7.35	3.00	3.37
Y 町	n	28, 298	24, 453	26, 433	26, 506
	平均值（dB）	48.5	48.4	71.2	71.0
	标准偏差（±）	3.12	2.94	3.23	3.23
Z 村	n	87, 245	26, 176	23, 906	26, 076
	平均值（dB）	64.3	62.8	65.9	66.1
	标准偏差（±）	0.18	2.43	4.24	4.18

与城市环境相比，测量的森林环境声压相对较低。但是，根据时期不同，由于蝉鸣等原因，有时会达到与城市环境相同程度的噪声水平。从标准偏差值等可以看出，该时期的森林环境中持续不断的噪声很高。

表10 大气压测量结果

	测量点	森林环境		城市环境	
	测量日	1 日	2 日	1 日	2 日
X 市	n	17	12	16	16
	平均值（hPa）	947.2	943.4	1006.9	1002.4
	标准偏差（±）	3.41	0.29	7.48	11.91
Y 町	n	17	15	17	14
	平均值（hPa）	961.3	963.5	1011.0	1013.5
	标准偏差（±）	18.52	18.68	0.96	0.55
Z 村	n	17	15	15	16
	平均值（hPa）	881.5	880.0	993.3	992.7
	标准偏差（±）	1.77	0.34	3.24	0.96

与城市环境相比，测量的森林环境的大气压相对较低。其主要理由是，城市环境位于盆地或河流附近的洼地，而森林大多位于海拔高（气压低）的山区。

表11 负氧离子测量结果

	测量点	森林环境		城市环境	
	测量日	1 日	2 日	1 日	2 日
X 市	n	6	8	7	7
	平均值（$\times 10^3$ 个 /cc）	1.51	1.15	1.26	1.23
	标准偏差（±）	0.21	0.38	0.27	0.25
Y 町	n	7	7	7	7
	平均值（$\times 10^3$ 个 /cc）	0.87	0.56	0.63	0.92
	标准偏差（±）	0.07	0.09	0.08	0.06
Z 村	n	8	8	1	7
	平均值（$\times 10^3$ 个 /cc）	1.68	1.97	0.87	0.80
	标准偏差（±）	0.30	0.19	0.00	0.14

城市与森林的负氧离子数量相差不大。有报告指出在森林环境中，有水流或瀑布的地方空气中负氧离子比较多。但是本书作者也在其他森林中做了比较测量，其结果，森林的负氧离子与城市没有太大差别（与日本的地理环境、城市绿化有关系，译者注）。

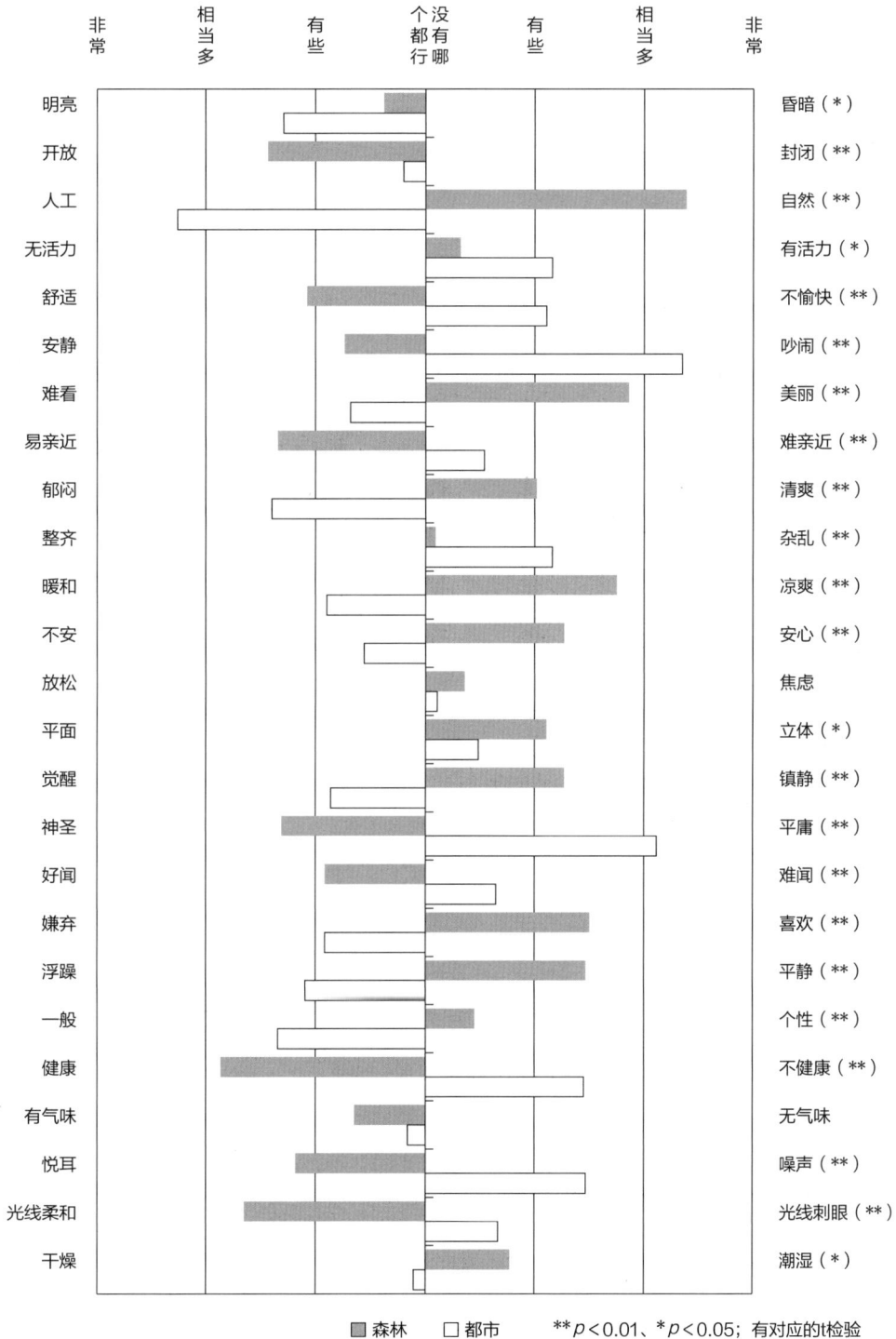

非常	相当多	有些	个都没有哪行	有些	相当多	非常

明亮　　　　　　　　　　　　昏暗（*）
开放　　　　　　　　　　　　封闭（**）
人工　　　　　　　　　　　　自然（**）
无活力　　　　　　　　　　　有活力（*）
舒适　　　　　　　　　　　　不愉快（**）
安静　　　　　　　　　　　　吵闹（**）
难看　　　　　　　　　　　　美丽（**）
易亲近　　　　　　　　　　　难亲近（**）
郁闷　　　　　　　　　　　　清爽（**）
整齐　　　　　　　　　　　　杂乱（**）
暖和　　　　　　　　　　　　凉爽（**）
不安　　　　　　　　　　　　安心（**）
放松　　　　　　　　　　　　焦虑
平面　　　　　　　　　　　　立体（*）
觉醒　　　　　　　　　　　　镇静（**）
神圣　　　　　　　　　　　　平庸（**）
好闻　　　　　　　　　　　　难闻（**）
嫌弃　　　　　　　　　　　　喜欢（**）
浮躁　　　　　　　　　　　　平静（**）
一般　　　　　　　　　　　　个性（**）
健康　　　　　　　　　　　　不健康（**）
有气味　　　　　　　　　　　无气味
悦耳　　　　　　　　　　　　噪声（**）
光线柔和　　　　　　　　　　光线刺眼（**）
干燥　　　　　　　　　　　　潮湿（*）

■ 森林　□ 都市　　**$p < 0.01$、*$p < 0.05$；有对应的t检验

图29　森林环境与城市环境印象的比较

将森林环境与城市环境进行比较，发现大部分形容词对评价存在显著差异。结果是，从整体上看，森林环境给人的印象是积极的，而城市环境给人的印象是消极的。无显著差异的评价指标只有"放松和焦虑""有气味和无气味"两个。

后分别实施 POMS 法实验；其次，取 33 名受试者的得分平均值作为分析数据进行比较。

1. 步行活动前后

在实验中，让 33 名受试者，在森林环境和城市环境下步行 20 分钟左右，前后分别实施了 POMS 法。图 30 表示步行活动前后，POMS 的 6 个指标的"步行活动前后的差"（步行活动后—步行活动前）。

首先，从"紧张—不安"来看，在城市环境中步行活动后"紧张—不安"的指标有所上升，而相反在森林环境中则有所下降。其次，"抑郁—低落""愤怒—敌意""疲劳""烦躁"指标也有相同的趋势。从统计学角度，这些指标在森林和城市环境中都得到了具有显著差异的结果。但是，对于"活力"这一指标，也许是因为步行活动产生的运动效果，森林和城市两个坏境中都取得了上升的效果。但是，森林环境的上升更显著。

这样，进行同样放松的步行活动，与城市环境相比，在森林环境下的森林浴减压效果也可以说是相当高的。

2. 坐观活动前后

坐着眺望风景的坐观活动，有什么不同吗？相同的受试者在森林和城市环境中各进行了 15～20 分钟左右的坐观。坐观前后分别进行 POMS 测量，"坐观活动前后的差"比较结果参照图 31。

首先，从"紧张—不安"来看，森林环境中坐观前后几乎没有变化。而城市环境在坐观活动后有所上升。其次，"活力"在森林环境会上升，在城市环境会下降。"疲劳"则得到森林环境下降，城市环境上升的结果。以上的统计结果表明森林浴取得了有益的差异效果。关于其他的指标，森林环境在坐观之后"抑郁""烦躁"指标都有所降低说明取得了减压的效果。因此，可以说与城市环境的相比，森林浴的坐观活动对"活力"上升和"疲劳"的降低是非常有效的。

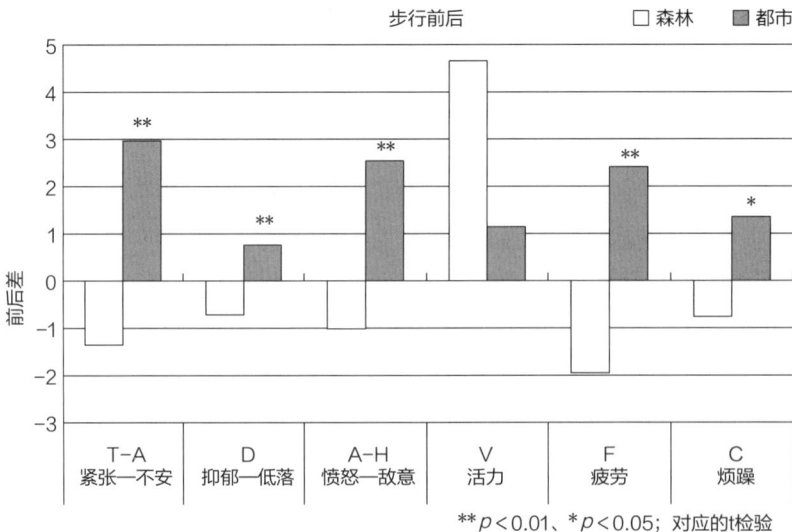

图30 森林环境、城市环境的 POMS 数值的比较（步行活动前后）

城市环境在步行活动前后，所有指标都有上升，心理压力也有上升，而在森林环境中，所有指标都有降低的效果。在"活力"以外的数值上，森林环境和城市环境之间的显著差异也得到了确认。

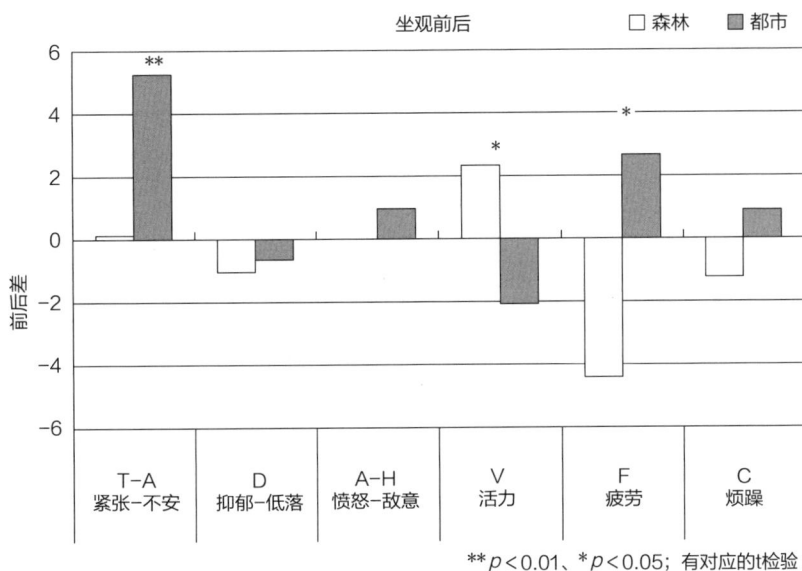

坐观前后　　　□森林　■都市

**p<0.01，*p<0.05；有对应的t检验

图31　森林环境、城市环境的 POMS 数值的比较（坐观活动前后）

城市环境在坐观活动前后，"紧张和不安""疲劳""烦躁"的指标上升、心理压力上升，而在森林环境中，"活力"上升、"疲劳"下降等表现出减轻压力的效果。

D　减压效果（森林浴前／森林浴后）

　　森林浴中各种活动前后获得怎样的减压效果呢？在这里，我们仅限于在森林环境下，步行活动前后和坐观活动前后的 POMS 值进行比较。

1.　步行活动前后

　　图 32 比较了步行活动前后 POMS 的得分（33 名受试者的平均值），特别关注一些有变化的指标。步行活动后"活力"上升，"疲劳"下降，可以确认两个指标在步行活动前后都有明显差异。其他的指标"紧张—不安""抑郁—低落""愤怒—敌意""烦躁"虽然差异并不显著，但结果也表明了在步行活动后，都会降低。

　　也就是说，从 33 人的平均值来考虑的

话，步行活动带来的森林浴的减压效果，在减轻疲劳的同时，提高了活力。总之，在森林中步行活动起到了充电的作用。

2.　坐观活动前后

　　图 33 是坐观活动前后的 POMS 的得分比较。着重关注坐观前后变化较大的指标。可以看出，最大的效果就是坐观后"疲劳"值大幅度下降了，甚至比步行活动时下降幅度还大。像这样有显著效果的不止只有"疲劳"，其他的指标如："抑郁—低落""烦躁"也下降了、"活力"上升了。显示出坐观活动后得到了良好的减压效果。

　　预料之中，通过坐观可以获得森林浴想达到的减压效果。但其最大的特征还是降低了心理的疲劳感。不管怎么说，验证了森林浴可以给人们带来放松和舒适感。

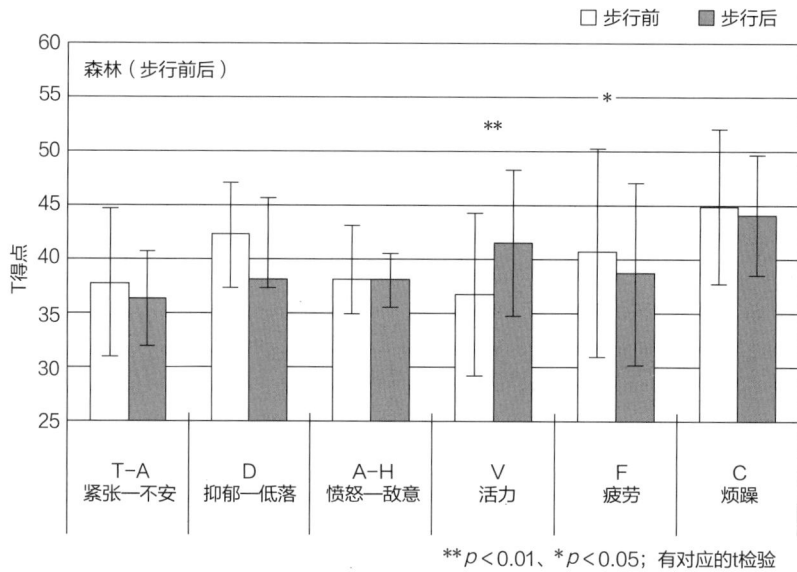

图32 森林环境中步行前后 POMS 数值的比较

33 名测试者步行活动前和步行活动后的 POMS 的 6 个数值的比较。步行活动后,"活力"明显上升,"疲劳"明显下降。其他数值在步行活动后也有改善心情的效果。

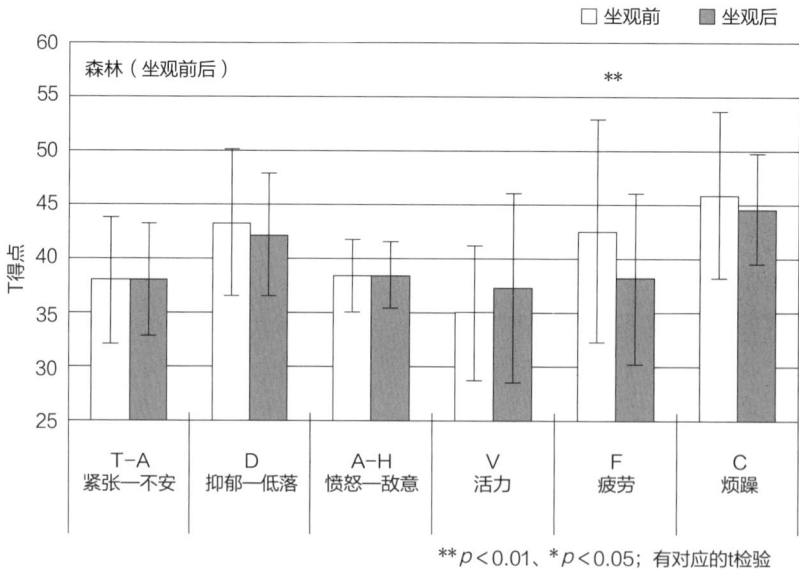

图33 森林环境中座观前后 POMS 数值的比较

33 名受试者坐观活动前和坐观活动后的 POMS 的 6 个数值的比较。在坐观活动后,"疲劳"明显下降,其他数值在坐观活动后也有改善心情的效果。

总　结

在本章中，进行了以下的探讨：

（1）进行了森林与城市环境的物理要素的比较，从而明确了森林和城市环境各实验点的物理指标。

（2）调查了受试者对各个环境的印象评价。结果表明，森林环境给人留下了相当积极的印象，而城市环境却给人一种消极的印象。

（3）调查了在各种环境下森林浴带来的心理减压效果。结果表明，无论是步行活动还是坐观活动，森林环境都比城市环境具有更好的心理减压效果。

（4）通过步行活动和坐观活动这些最普通的行为方式，调查了森林浴会带来了什么样的减压效果，以及通过调查步行活动前后，和坐观活动前后的心情变化，发现步行活动主要使活力提升，并且带来提神醒脑的感受；坐观活动主要有降低疲劳，带来放松、舒适的感受。

第二篇

心理减压效果的个体差异

森林环境印象评价的个体差异和个性特征

A 印象评价和个性特征

利用者如何看待和评价环境呢？为说明这个问题，常用到 Brunswik（羽生等[64]）的镜头模型（图 34）。这个镜头模型，是把人们对于任一原始意义上的环境，从生态学角度把环境特征作结构化，以此作为线索来利用和评价。另外，在这里，赞井团队揭倡承认利用者性格的多样性[65]，而不是用群体性格来定义标准人（不考虑受试者的个体差异，将性格特征的最大公约数作为大众标准，以普世标准作为假定标本来使用的概念）。采用这种思维方式[66]，每个人在定义环境的意义时使用的线索就会产生差异，这种差异最终会形成对环境评价的个体差异。这种思

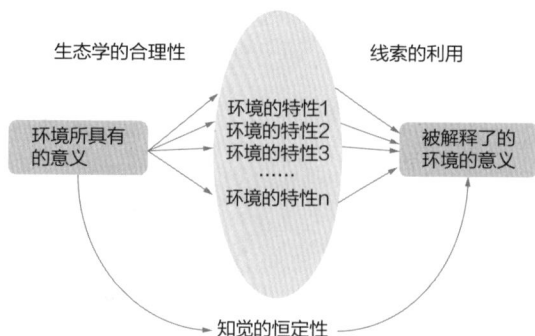

图 34 Brunswik（羽生等）的镜头模型

根据生态学的合理性，暂时将环境所具有的意义分解为多个环境的特性，并以这些为线索综合解释环境的模型。这里，进行解释时，假定个人特性的影响作为线索进行利用。

维方式适用于研究森林浴的减压效果。换言之，在评价森林环境时，各受试者都会有意识地和无意识地根据自己的特性，选择性地捕捉环境中的刺激性要素，因此，捕捉到的刺激要素的差异会被反映到森林浴效果的性质和程度上[67]。

另外，着眼于环境设计和活动方案设计上，Kaltenborn 团队承认每个人对自然环境的价值观存在多样性[68]。因此，环境设计的时候也必须考虑到个人或者特定群体的多样性。所以，为了更好地发挥森林浴的作用，应依据利用者个性来提出最有效的方案。既然已经知道了森林浴的减压效果在很大程度上依赖于个体差异，为了给所有的利用者提供达到一定水准的森林浴，那么我们就应该考虑利用者的个性、价值观，以及知识、经历等，根据利用者的这些个性要素，创造能发挥森林浴效果的环境和活动方案。

至此，我们希望能从研究利用者的个性和森林浴的效果的关联性出发，着眼于个性和环境感受的关系，调查利用者的个性是如何反映到森林环境的印象评价上的。

B 调查方法

1. 实验概要

这里的研究对象是 A 县 X 市、B 县 Y 町和 C 县 Z 村三个森林实验点。在此，我们

调查森林环境印象评价及森林浴的心理效应和个性特征的关系。

受试者是前面提到的，各组 10～12 名（共计 33 名）从实验点附近的大学里征集的 20 多岁的男性大学生以及研究生。

森林浴实验本身和先前提到的基本一样。不同点在于为了了解受试者的个性特征，本次实验在森林浴的前一天，在入住的酒店通过履历表、Neo-FFI、GSES、TBS-test 等收集并分析了受试者的个性特征。以上的详细解释会在后面说明。受试者可以选择步行（放松）活动，或坐观活动。但是，森林浴实验是上午进行步行活动，下午进行坐观活动。活动后，在现场使用 SD 调查表得到了受试者对环境的印象评价。在森林浴实验的过程中，还进行了其他各种实验和调查。实验结束后，将个性特征分析结果与森林环境的印象评价结果做了统计和分析。以此来研究利用者个性特征对森林环境的印象评价产生什么样的影响。参照图 35。

2. 关于个性特征

一般来说，关于个性的定义，有从日常范围考虑的，也有从学术层面来看的，存在各种不同的学派和方法。在这里介绍几个心理学范畴的定义。关于个性，Allport（1937）最早定义了：个性是决定独自适应环境的个人内在的动态的心理、生理体制。

之后，Catell（1950）和 Eysenck（1967）等学者也在这一理论的基础上进行了深化和解释，此定义广为人知。但是本书所采用的是概括性，也是最新的 Pervin & John（1997）的"个性，是贯穿个人的感情、思考、行动等的固定模式，是其个人所具有的特征"这一定义。也就是说，本书记述的个性特征采用了上述 Pervin & John（1997）的个性定义[69]。

实验中，我们从大量的个性特征中精简提炼出与森林浴的心理效果密切相关的，代表性的个性指标，同时也是从软件和硬件方面都比较容易实施的要素。以往的研究报告指出，森林浴效果的程度与个人的性格、秉性、日常的不安感[70]、满足感密切相关[71]。另外，作者团队认为[72]，与日常与森林接触的程度、个人的价值观和对森林的兴趣也有密切联系。基于这样的理由，选定了 4 个代表性的个性特征：（1）个人的背景和经验；（2）性格特征；（3）对人生的满足感；（4）价值观和兴趣。

更详细地说，（1）包括对森林的知识储备、喜好、居住地周围自然环境多少等这些个人的经验和履历；为了取得这些信息，我们制作和使用了"履历表"。（2）为调查受试者的性格特征，使用了"Neo-FFI"。（3）为调查受试者的自信心指标，使用了"GSES"。（4）为调查受试者对自然环境的价值观、喜好程度，使用了"TBS-test"。

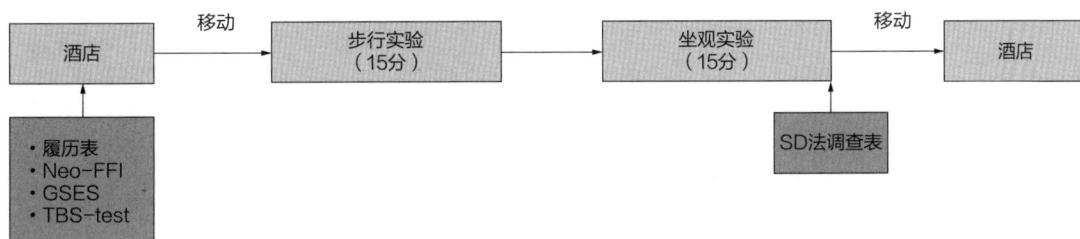

图35　实施第 Ⅱ 篇第 1 章相关调查的时间（个人特性 x SD 法）

个人特性，第一天晚上在酒店房间调查；SD 法，坐观观察实验结束后在现场实施。

例：$Y_{1\,(明亮—黑暗)} = \beta_{1 \times 1\,(是否喜欢森林)} + \beta_{2 \times 2\,(对森林的兴趣)} + \cdots\cdots + \beta_{17 \times 17\,(不关心环境)} + \alpha^{\,定数项}$

图36 多元回归分析的思考

以 SD 法的 25 模数为变量（y），以个人特性的 17 指标为说明变量（x）进行分析。

C　分析方法

为调查个性特征如何影响受试者对森林环境的印象，更合理、简洁地归纳和定义个性特征与森林环境印象评价之间的因果关系。我们将对所有受试者实施的 SD 法的 25 个指标的得分作为他变量，以个性特征的 17 个指标的得分作为自变量，进行了多元回归分析。

我们整理了五感中除味觉以外的这些形容词对：视觉（表12）、听觉（表13）、触觉（皮肤感觉，表14）、嗅觉（表15）。为便于更好地分析记述森林浴的综合效果，整理了客观环境的综合评价（表16）、主观印象的综合评价（表17）。相关的各类形容词对，并整理了形容词对与个人特性的因果关系（图36）。

在分析时，为了尽可能简洁且准确地把握哪个自变量会对哪个他变量产生影响，我们使用了多元回归分析法之一的多元线性逐步回归法（Step-wise method）对变量进行了提炼。多元线性逐步回归法是指在回归分析中逐一添加或剔除自变量，寻找最佳的（相关性最紧密的）回归式的手法。

另外，整理完表12～表17后，归纳出个性特征指标的变化对印象评价的影响（表18）。后面将着重利用这个（表18）来进行分析。

表12 多元回归分析的结果（与视觉相关的形容词对和个人特性的指标）

变量名	视觉						
	明（1）-暗（7）	开放（1）-封闭（7）	难看（1）-美丽（7）	整齐（1）-杂乱（7）	光线柔和（1）-光线刺眼（7）	放松（1）-焦虑（7）	平面（1）-立体（7）
是否喜欢森林							
对森林的兴趣							
森林的知识储备							
之前接触自然的机会					0.356*		
之前居住地周边的绿化	0.350*	0.254	0.415*			-0.525**	
现在接触自然的机会					0.311		
神经质倾向	-0.291		0.481*	0.283		0.433**	0.318*
外向性	0.261						
开放性						-0.286*	
协调性			0.275				
诚实性				-0.251			
对失败的不安							
行动积极性							0.228
社会能力定位	0.357*		0.551**				
生态中心主义							0.356*
人类中心主义	0.648**			-0.531**		-0.800**	
对环境没兴趣				-0.227			
校正决定系数 R^2	0.398	0.034	0.277	0.228	0.205	0.608	0.275
多元相关系数 R	0.702	0.254	0.606	0.548	0.529	0.810	0.585
回归式	**0.002****	0.154	**0.010***	**0.015***	**0.022***	**0.000****	**0.006****

**: $p < 0.01$、*: $p < 0.05$

粗线表示使用多元线性逐步回归法时被选用的个性特征指标的偏回归系数，有意义的关联系数用星号做了标注。

对于视觉上的"难看—美丽"这一评价，之前居住地周边绿地"多"、神经质倾向"高"、能力的自我定位"高"，是评价森林环境"美丽"的强关联要素。

表13 多元回归分析的结果（听觉）

变量名	听觉	
	安静（1）-吵闹（7）	悦耳（1）-噪音（7）
是否喜欢森林		**-0.286**
对森林的兴趣	**-0.469****	**-0.366***
森林的知识储备		
之前接触自然的机会		
之前居住地周边的绿化		
现在接触自然的机会		**-0.266**
神经质倾向	**0.488****	
外向性		
开放性		
协调性		**0.340***
诚实性		
对失败的不安		
行动积极性		**0.352***
社会能力定位		**-0.323***
生态中心主义		
人类中心主义	**-0.534****	
对环境没兴趣		
校正决定系数 R^2	0.417	0.366
多元相关系数 R	0.687	0.696
回归式	**0.000****	**0.005****

**: $p < 0.01$、*: $p < 0.05$

粗线表示使用多元线性逐步回归法时被选用的个性特征指标的偏回归系数，有意义的关联系数用星号做了标注。对于听觉的评价，对森林的兴趣"少"、神经质倾向"高"、人类中心主义"低"，是评价森林环境"安静"的强关联要素。

表14 多元回归分析的结果［触觉（皮肤感觉）］

变量名	触觉（皮肤感觉）	
	暖和（1）-凉爽（7）	干燥（1）-潮湿（7）
是否喜欢森林	**0.368***	
对森林的兴趣		
森林的知识储备		
之前接触自然的机会		
之前居住地周边的绿化		
现在接触自然的机会		
神经质倾向	**0.679****	**0.295**
外向性	**0.393***	**0.432***
开放性	**-0.263**	
协调性		**-0.406***
诚实性		
对失败的不安		
行动积极性		
社会能力定位	**0.544****	
生态中心主义		
人类中心主义		**-0.399***
对环境没兴趣	**0.350***	
校正决定系数 R^2	0.386	0.293
多元相关系数 R	0.708	0.617
回归式	**0.004****	**0.008****

**: $p < 0.01$、*: $p < 0.05$

粗线表示使用多元线性逐步回归法时被选用的个性特征指标的偏回归系数，有意义的关联系数用星号做了标注。对于触觉的评价，是否喜欢森林的"喜欢"、神经质倾向"高"、外向性"高"、能力的自我定位"高"、对环境没兴趣"高"，是评价森林环境"凉爽"的强关联要素。

表15 多元回归分析的结果（嗅觉）

变量名	嗅觉	
	有气味（1）-无气味（7）	好闻（1）-难闻（7）
是否喜欢森林		
对森林的兴趣		**-0.229**
森林的知识储备		
之前接触自然的机会		**0.399****
之前居住地周边的绿化		
现在接触自然的机会		
神经质倾向		
外向性	**0.244**	
开放性	**-0.324**	
协调性	**-0.318**	**-0.471****
诚实性		
对失败的不安		**-0.441***
行动积极性		
社会能力定位		**-0.553****
生态中心主义		
人类中心主义		
对环境没兴趣		
校正决定系数 R^2	0.160	0.439
多元相关系数 R	0.488	0.726
回归式	**0.045***	**0.001****

**: $p < 0.01$、*: $p < 0.05$

粗线表示使用多元线性逐步回归法时被选用的个性特征指标的偏回归系数，有意义的关联系数用星号做了标注。

对于嗅觉的评价，之前接触自然机会"多"、协调性"低"、外向性"高"、对失败的不安"低"、社会能力定位"低"，是评价森林环境"难闻"的强关联要素。

表16 多元回归分析的结果（与客观环境综合评价相关的形容词对和个性特征的指标）

变量名	客观环境综合评价						
	人工（1）-自然（7）	没活力（1）-有活力（7）	郁闷（1）-清爽（7）	觉醒（1）-镇静（7）	神圣（1）-平庸（7）	普通（1）-个性（7）	健康（1）-不健康（7）
是否喜欢森林					-0.335*		
对森林的兴趣							
森林的知识储备							
之前接触自然的机会				-0.311	0.318	0.414*	
之间居住地周边的绿化		-0.402*					
现在接触自然的机会							
神经质倾向		0.479**				0.245	
外向性		-0.447**	-0.281				
开放性	-0.310						
协调性							
诚实性				-0.250	0.485**		0.331
对失败的不安	0.272						
行动积极性	0.524**		0.369		-0.609**		-0.356
社会能力定位							
生态中心主义							
人类中心主义		-0.373*					
对环境没兴趣							
校正决定系数 R²	0.296	0.367	0.078	0.065	0.342	0.151	0.104
多元相关系数 R	0.602	0.668	0.368	0.351	0.651	0.451	0.400
回归式	**0.004**	**0.002**	0.113	0.139	**0.003**	**0.033***	0.073

**: $p < 0.01$、*: $p < 0.05$

粗线表示使用多元线性逐步回归法时被选用的个性特征指标的偏回归系数，有意义的关联系数用星号做了标注。

对于影响物理环境综合评价的代表性指标，关注"没活力—有活力"，之前居住地周边绿地"少"、神经质倾向"高"、外向性"低"、人类中心主义"低"，是评价森林环境"有活力"的强关联性要素。

表17 多元回归分析的结果（与主观印象综合评价相关的形容词对和个性特征的指标）

变量名	主观印象综合评价				
	舒适（1）-不愉快（7）	易亲近（1）-难亲近（7）	不安（1）-安心（7）	嫌弃（1）-喜欢（7）	浮躁（1）-平静（7）
是否喜欢森林	-0.279	-0.472**	0.294*	0.681**	
对森林的兴趣					
森林的知识储备					
之前接触自然的机会			-0.324*		
之前居住地周边的绿化	-0.421*		0.451**		0.493**
现在接触自然的机会	-0.237				0.232
神经质倾向		-0.294		0.489**	
外向性			-0.380*		
开放性					
协调性					
诚实性					
对失败的不安					
行动积极性		0.293		-0.343**	-0.385*
社会能力定位	-0.332*		0.607**	0.532**	0.531**
生态中心主义					0.309*
人类中心主义					0.397*
对环境没兴趣				0.265	
校正决定系数 R²	0.237	0.250	0.434	0.542	0.423
多元相关系数 R	0.577	0.566	0.723	0.784	0.729
回归式	**0.020***	**0.010**	**0.001**	**0.000**	**0.002**

**: $p < 0.01$、*: $p < 0.05$

粗线表示使用多元线性逐步回归法时被选用的个性特征指标的偏回归系数，有意义的关联系数用星号做了标注。

对于影响主观印象评价的代表性指标，关注"不愉快—喜欢"，是否喜欢森林"喜欢"、神经质倾向"高"、行动积极性"低"、社会能力定位"高"，是评价森林环境"喜欢"的强关联要素。

表18　个性特征指标的变化对印象评价的影响

个性特征指标	个性特征指标变化	对森林环境印象评价的影响
是否喜欢森林	上升引起	"易亲近""喜欢"上升
对森林的兴趣	上升引起	"宁静""悦耳"上升
森林的知识储备	上升	不会引起对森林的印象评价变化
之前接触自然的机会	上升引起	"危险""刺眼""难闻"上升
之前居住地周边的绿化	上升引起	"阴暗""没活力""美丽""安心""放松""平静"上升
现在接触自然的机会	上升	不会引起对森林的印象评价变化
神经质倾向	上升引起	"有活力""喧嚣""美丽""凉爽""抑郁""活跃""喜欢"将上升
外向性	上升引起	"没活力""凉爽""危险""潮湿"上升
开放性	上升引起	"焦虑"上升
协调性	上升引起	"噪声""好闻""干燥"上升
诚实性	上升引起	"平庸"上升
对失败的不安	上升引起	"好闻"上升
行动积极性	上升引起	"噪声""嫌弃""躁动"上升
社会能力定位	上升引起	"阴暗""自然""舒适""美丽""悦耳""凉爽""安心""神圣""好闻""喜欢""平静"上升
生态中心主义	上升引起	"立体""平静"上升
人类中心主义	上升引起	"阴暗""没活力""安静""整齐""放松""平静""干燥"上升
对环境没兴趣	上升引起	"凉爽"上升

根据多元回归分析的结果，整理了个性特征指标的变化和森林环境印象评价的关系。从该表可以看出，例如，作为个性特征指标之一的"神经质倾向"上升，对于森林环境，"有活力""噪声""美丽""凉爽""焦虑""立体""喜欢"的印象评价就会上升。

D　分析的结果和思考

那么，调查表中 4 个性特征，哪个个性特征指标对森林环境的印象评价产生了影响呢？下面对分析结果进行研究和思考。

1. 森林环境印象评价和个性特征

下面介绍履历表和森林环境印象评价的多元线性逐步回归法的分析结果（表 18）。

（1）"是否喜欢森林"，喜欢森林会使人们对森林的"易亲近""喜欢"的印象上升。因此，可以认为这是提高对森林的亲近感、喜欢程度的印象的要素。

（2）"对森林的兴趣"，对森林有兴趣会提升人们对森林的"宁静""悦耳"的印象。因此，可以认为这是提高森林环境中宁静的感受和声音悦耳的印象的要素。

（3）"森林的知识储备"并不特别影响对森林的印象评价。实验表明，对森林环境的评价与利用者主观知识的多寡没有太大关系。

（4）"之前接触自然的机会"越多，会导致对森林的"危险""刺眼""难闻"的印象上升。因此，这是对森林的产生危险性、刺眼的炫光、难闻的气味等印象的要素。过去接触自然的机会对并不一定会对森林环境产生好感，反而根据以往的经验，有可能让人回想起以前在森林中经历过的危险等消极的记忆。

（5）"之前居住地周边的绿化"越多，这让人们对森林的"阴暗""没活力""美丽""安心""放松""平静"的印象有所上升。其原因是居住地周围绿地多，对森林环境的习惯和理解就会更高。也就是说，这个指标也是让受试者安心感、平静感提升的要素。对于森林环境的美感印象的提升也起到作用。相反，这一指标也是导致"阴暗""没活力""放松"这些负面印象提升的要素。这比履历指标中其他指标影响的范围更广。

（6）"现在接触自然的机会"的多少，与对森林的印象评价没有特别的关系。结果分析中没有发现这一指标对森林环境的印象评价有显著的影响。最初设想有更多的机会接触到自然的人会对森林给予好的评价，但实际上没有得到预期的结论。

2. 森林环境印象评价和性格特征

接下来，同样着眼于表 18，下面说明 Neo-FFI 和森林环境印象评价的多元线性逐步回归法的分析结果。

（1）"神经质倾向"较高，在森林环境的印象评价中，"有活力""噪声""美丽""凉爽""抑郁""立体""喜欢"会有提升。神经质倾向是性格指标中最广泛渗透的元素。一般，得分高的人，比其他人对压力的处理能力相对较弱。而得分低的人情绪稳定，被认为抗压性强[73]。神经质倾向越高，对有活力、噪音、美丽、凉快、郁闷、立体、喜好的印象评价关联性越强。

另外，"有活力"的意思是，受试者通过进行步行和坐观，感受到森林环境的生命力。也就是说，神经质倾向高的人会对森林产生更积极的印象。

（2）"外向性"越高，就会使"没活力""凉爽""危险""潮湿"的评价上升。外向性是一个与神经质倾向同等重要的性格指标。外向型的人不仅喜欢与他人交往、喜欢集体活动和集会，而且独立性、活动性强。相反，外向性低的人被认为低调、依赖心强、自我为中心、好奇心旺盛。

外向性高是导致对森林环境印象评价中，提高活力、凉爽、危险性、潮湿等评价的要素。与神经质倾向相反，外向性高的人反而会对于森林环境感到无聊、没有生命力、阴暗，甚至是感到日常生活所没有的危险。

（3）"开放性"高会导致不适感上升。坦诚性高的人，想象力、美感、内在感知力强。喜欢多样性，具有较高的独立判断能力。相反，坦诚性低的人，从行动和外表来看比较保守。喜欢低调的东西，被认为情绪反应比较压抑[73]。这次的调查结果表明，开放性高是引起不适感上升的要素。但是，仅凭这次试验所取得的信息，还不足以下这样的结论。

（4）"协调性"高，会提升"噪声""好闻""干燥"的评价。协调性高的人，可以说基本上是利他主义者。社会性强，心理学上也很健康。相反，协调性低的人是缺乏社会性的、敌对的。众所周知，这种性格特点在竞争中具有优势。

在这次的结果中，协调性高是导致感到森林中的噪声、空气好闻、空气干燥等评价的上升要素。如前所述，具有协调性高的性格特征的人，可以说在心理学上非常健康。所以，这样的人，对森林环境印象做出"噪声""干燥"这类负面评价，也许是因为他们本来就不需要在森林里减压。但是同时也做出了"好闻"这样的正面评价。所以难以明确地判断出有倾向的关联性。

（5）"诚实性"高，让"平庸"印象上升。一般情况下，诚实性高的人被认为目的性强、意志坚定、果断。在这次的结果中，得出"诚实性"高导致对森林环境产生"平庸"印象的结论。思考其理由，也许是因为实验点的森林为了实验方便，预先做了一些整治工作。森林环境留下一定程度的人为的痕迹。因此，诚实性高的人感到失去了探访森林之前预期的神圣感。取而代之的是人工的，也可以说是平庸的感受。

3. 森林环境印象评价和自信心

同样，根据表18、GSES和森林环境的印象评价和多元线性逐步回归法的分析结果。

（1）"对失败的不安"越高，能提升"好闻"的感觉。虽然得到了与嗅觉印象相关联的有意思的结果。但是，相互之间的因果关系还不太清楚，今后还需要进一步研究。

（2）"行动积极性"越高，能使"噪音""不愉快""躁动"的感觉上升。对于行动积极性高、喜欢探索、喜欢活动的人来说，与日常环境相比，可能会觉得自然环境过于单调。因而产生了听到不愉快的声音、感到烦躁等这类的负面印象。

（3）"社会能力定位"较高，能使"阴暗""自然""舒适""美丽""悦耳""凉爽""安心""神圣""好闻""喜欢""平静"感上升。也就是说，社会能力定位高是引发以上多种评价指标上升的要素。

这样，我们将考虑一下社会能力定位导致多种正面的印象评价上升的理由。首先，社会能力定位是指自己的能力在社会上的通用程度，意味着自信的程度。也就是说，这

样心理上的安定感有助于在森林环境中开放五感，积极地接受森林环境，有意识地享受森林浴带来的减压效果。其结果体现在对森林环境产生积极的印象。

4. 森林环境印象评价和价值观、兴趣

最后，根据表18，将TBS-test和森林环境的印象评价的多元线性逐步回归法的分析结果。

（1）"生态中心主义"越高，能提升"立体""平静"的感觉。作为价值观指标的生态中心主义高，是提高立体感、平静感的要素。也就是说，重视生态环境的人，能感受到生长在那里的生物的气息，感到森林是自己赖以生存的基础，能够积极参与、深度关注，多层次、主动地观察。此外，生态主义高的人，能多方位地感受森林环境，很自然地会产生"平静的"的感觉。

（2）"人类中心主义"越高，会带来"阴暗""没活力""安静""整齐""放松""平静""干燥"这些评价指标的上升。人类中心主义价值观是提高以上这些印象的要素。总的来说，以人类为中心的价值观越高，在评价森林环境的印象时有会有秩序整然、平静、安静的印象。就像鉴赏东山魁夷的鸟瞰构图的森林画一样，对事物采取一种站在客观角进行评价的态度。

（3）"对环境没兴趣"的人，能提升"凉爽感"评价。也就是说，对环境没兴趣，是提高森林环境凉爽感指标的要素。从一般的角度来看，对自然环境不感兴趣的人很少有机会来体验这种大自然的恩惠。为了做实验被带到森林里以后，与其他感受到森林的各种各样丰富的功能的人相比，他们仅仅感受到了森林的微气候调整这一个功能，仅仅是对森林里比较凉爽这一点感到意外。

总   结

至此，概括、总结一下将上述结果应用于森林环境设计和制定森林浴流程方案的可能性。

首先，总结对履历表的分析结果。

（1）森林的知识储备以及接近自然的机会，与森林环境的印象评价几乎没有关联性。

（2）对森林的兴趣和喜好程度，与森林环境的印象评价有着很大的关联性。

（3）之前居住地周边的绿化，与森林环境中的安心感评价有关联性。但是，过去与自然接触的机会不仅限于都会产生正面的印象，随着对森林更深入地了解，森林环境中具有的危险性、阴暗感，缺乏活力等消极印象也会接踵而来。

以上结果为设计人员们提供了有益的资料。例如，如果能在利用者体验森林浴之前掌握到他们的嗜好和兴趣的话，就可以有针对性地设计出更吸引他们兴趣的环境，定制出提高他们对森林的好感的项目。

其次，总结关于 Neo-FFI 的分析结果。

（1）神经质倾向，与对森林环境产生积极的印象相关联。

（2）外向性，与消极的印象相关联。

（3）开放性，与嗅觉、活跃感相关联。

（4）协调性，从森林浴的必要性来说，与消极印象相关联。

（5）诚实性，与对森林环境怀有平庸的印象有关联性。

以上，特别关注神经质倾向和外向性这两种性格特征，在实验中，让受试者独处于安静的森林环境中，神经质倾向高、外向性低，也就是对于那些有焦虑感的人来说，他们充分地感受到了森林环境的生命力。而那些神经质倾向低，外向性高的受试者的结果则完全相反。因此，从性格特征方面考虑的话，神经质倾向高，外向性低的利用者，可能是最容易享受到森林浴的心理效果的类型。

进而，对 GSES 总结的分析结果。

（1）对失败的不安，和对森林环境的印象评价看不出太明显的关系。不过，行动积极性高的人对森林环境怀有消极的印象。

（2）社会能力定位高的人，对森林环境抱有积极的印象。

在这里对积极性进行一些思考。本实验中采用的活动类型对行动积极性高的人来说也许过于枯燥了。因此，对这些行动积极性高的人，提供一些更活跃的项目可能会让他们产生积极的印象。另一方面，从表18可以看出，社会能力定位是所有指标中最有影响力的一个。

通过以上整理和总结，在森林浴之前测试利用者社会能力定位，再进一步把握行动积极性的话，在一定程度上能预测利用者对森林环境的印象。

最后对 TBS-test 的分析结果进行总结。

（1）对自然环境的价值观在对森林环境的印象评价中有所反映，兴趣对印象评价没太大关联性。

（2）人类中心主义价值观较高的人，会产生整齐、平静、安静这类如同欣赏画中的森林一样的评价。另一方面，生态主义价值观较高的人，会以深刻的洞察力来观察森林，并在环境中得到平静。

根据上述整理结果，通过事先调查利用者的价值观，在某种程度上可以提高森林浴的心理效果。首先，是调查利用者的价值观是生态中心主义还是人类中心主义？有多大程度？或者说哪种价值观占主导地位？在此基础上把握利用者的需求，综合考虑，提供能最好地发挥出森林浴心理效果的路线和项目组合。为满足这些不同的需求，不仅要事先准备种类丰富的体验项目，还最好还能够准备有着不同的植被、不同的人工整治程度的环境，以便可以根据需要自由选择最适合的体验环境。

如上所述，在本章中，初步掌握了个性特征与森林环境的印象评价之间的关联性。以此为基础，对如何应用于森林环境的设计和制定森林浴项目进行了研究。

并且，在本章中得到了特定的个性特征影响着特定的森林环境印象评价—结论。接下来还有必要研究印象评价与减压效果之间的关联性。对减压效果的形成机制、不同心情下的减压效果、各项指标之间的关联性等进行更深入地研究。

森林浴减压效果的个体差异与个性特征

A 导致减压效果产生个体差异的主要原因是什么？

近年来，在森林浴的身体、心理效果方面的科学研究取得了迅速的发展。同时，一些团队也阐述了在森林浴中，每个人的效果之间存在着差异，即个体差异。例如，小山团队[74]，从现场实验的结果来看，即使利用者体验了相同的森林环境，由于每个人在享受森林浴时，对于环境的着眼点不同，因而产生了个体差异。并指出，森林环境所具有的保健休养功能并不是所有利用者都能得到同等的感受。

另外，产生这种差异的原因是，体验森林漫步的人，他们与森林相关的个人经历、对森林的知识储备量、兴趣、目的、性别等个性特征都有所不同[75-77]。虽然关于这些因素的具体情况还不清楚，但可以说利用者本身的诸多差异对森林环境产生了过滤效果。利用者有意识地、无意识地有选择性捕捉森林环境中的某些特性，最终将其体验反映到效果的质量和程度上。于是，产生了生理、心理上的差异。

为今后能恰当地管理森林，高度发挥其保健康养功能，考虑利用者的个性特征，针对利用者对症下药地开出处方。特别是要保证每一个具有很大的个体差异的利用者能享受到一定水平的森林浴效果，适应不同个性特征地整治森林环境、完善体验项目非常必要。

B 实验概要

调查地点、受试者与上一章相同。

C 调查方法

1. 个性特征调查表

与上一章相同，以履历表（个人背景以及知识、经验）、Neo-FFI（Neo Five Factor Inventory）、GSES（General Self-Efficacy Scale）、TBS-test（Thompson and Barton Scale-test），4 个调查表为分析对象。

2. 森林浴心理效果调查表

为了调查森林浴的心理效果，步行实验以及坐观实验前后，在现场进行了 POMS 缩减版调查（简称为 POMS）。实验后，对得到的 6 个指标（紧张—不安，抑郁—低落，愤怒—敌意，活力，疲劳，烦躁）计算出得分 T，并进行了分析。如图 37 所示，实施 POMS 的时间节点为步行实验前、后，坐观实验前、后共计 4 次。

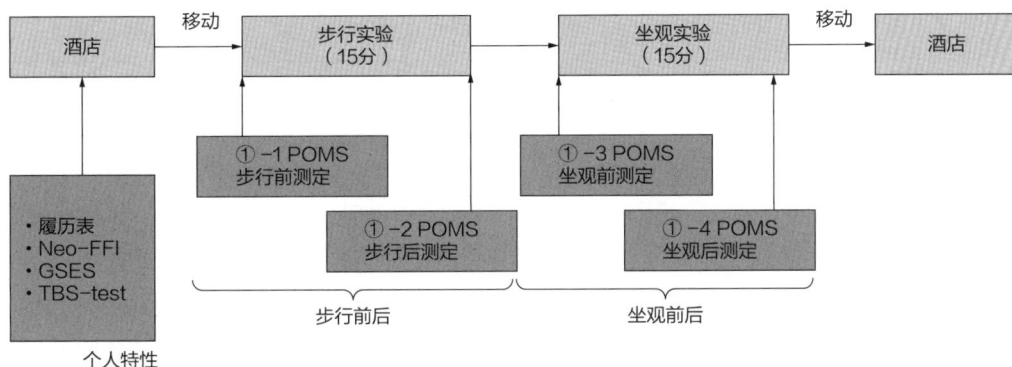

图37 实施第二篇第 2 章相关调查的时间（个人特性 x POMS）

POMS 是在步行前后、坐观前后共计实施了 4 次。针对每个受试者与 POMS 各数值的 T 得分进行整理，从步行活动的得分中减去步行活动前的 T 得分，作为步行前后心情变化的得分。坐观活动也用同样的方法整理分析 T 得分。

D　分析方法

　　如果能得出个性特征对构成 POMS 的 6 个指标产生什么样的影响，就可以更加合理、简洁地了解森林浴的减压效果和个性特征之间的关系。因此，以步行活动前后及坐观活动前后 POMS 的 6 指标得分差为他变量，以个性特征的 17 个指标的得分为自变量，进行了多元回归分析。并且，为了把握哪个自变量与哪个他变量有效相关，和前一章一样，使用多元线性逐步回归法对变量进行了调查表 19 和表 20。得出个人特征的每个指标发生变化时，会影响到哪个 POMS 的指标，并总结在表 21 中。

E　减压效果与个性特征的关系

1. 减压效果和知识、经验

　　为了调查什么样的个人经历能最合理地解释个性特征与 POMS 中森林浴心理减压效果各指标的关联性，我们进行了多元回归分析。将其结果整理如下。

　　（1）步行活动后，"对森林的兴趣"使 POMS 指标中"活力"显著上升，也明显降低了"疲劳"和"烦躁"。另外，"对森林的知识储备量"使"愤怒—敌意"和"活力"上升。此外，"过去接触自然的机会"与"愤怒—敌意"有显著的负回归（表 19）。

　　（2）坐观活动后，"对森林的兴趣"明显降低了"紧张—不安"和"抑郁—低落"。但相反，"森林的知识储备"使"抑郁—低落"显著上升了。另外，"之前接触自然的机会"使"疲劳"上升，"之前居住地周边的绿化"，使"紧张—不安""愤怒—敌意""烦躁"的程度显著上升了（表 20）。

　　从上述分析结果可以看出，在过去的生活经验中，接触森林和自然环境的机会较多、居住地周围绿化较多的人们，非但没有通过森林浴获得减压效果，反而有可能产生压力。但是，这个表象并不能解释为过去接触绿色环境越少的人就能得到越好的森林浴的心理效果。而是说过去接触绿色环境经验多的人，享受的森林浴的心理效果可能会相对低一些（步行活动前后"愤怒—敌意"降低除外）。实验证明，森林知识储备量较多是步行活动后使"愤怒—敌意"、坐观活动

表19 步行前后的 POMS 指标与个性特征指标的多元回归分析结果

变量名	紧张—不安	抑郁—低落	愤怒—敌意	活力	疲劳	烦躁
是否喜欢森林		-0.312				
对森林的兴趣				0.311*	-0.360*	-0.375*
森林的知识储备			0.503**	0.319*		
之前接触自然的机会					0.232	
之前居住地周边的绿化			-0.341*			0.210
现在接触自然的机会					-0.233	
神经质倾向		-0.417*	-0.605**			
外向性		-0.271		0.750**		
开放性	0.328			0.412**	-0.398*	
协调性				-0.506**	0.489**	0.476**
诚实性						-0.326*
对失败的不安						
行动积极性	-0.287			-0.748**	0.466**	0.670**
社会能力定位			-0.281	-0.349*		
生态中心主义						
人类中心主义						
对环境没兴趣		-0.367*			-0.325*	-0.322*
校正决定系数 R²	0.090	0.188	0.394	0.540	0.377	0.465
多元相关系数 R	0.383	0.538	0.685	0.800	0.716	0.752
回归式	0.093	**0.042***	**0.001****	**0.000****	**0.006****	**0.001****

**: $p < 0.01$、*: $p < 0.05$、$n = 33$

粗线表示使用多元线性逐步回归法时被选用的个性特征指标的偏回归系数，有意义的关联系数用星号做了标注。

代表性例子，对森林的兴趣和知识储备"多"、外向性和开放性"高"、和谐性·行动积极性·社会能力定位"低"，都是森林环境步行后导致 POMS 的"活力"指标上升的主要原因。

表20 坐观前后的 POMS 指标与个性特征指标的多元回归分析结果

变量名	紧张—不安	抑郁—低落	愤怒—敌意	活力	疲劳	烦躁
是否喜欢森林	0.234				-0.266	
对森林的兴趣	-0.423*	-0.417*				
森林的知识储备		0.460*		0.276		
之前接触自然的机会					0.441**	
之前居住地周边的绿化	0.374*		0.499**		-0.272	0.351*
现在接触自然的机会			0.268			
神经质倾向					-0.360*	-0.257
外向性		0.295				
开放性			0.365*			
协调性						
诚实性		-0.482*				
对失败的不安			-0.245			
行动积极性	0.382*	0.403*		-0.327		0.366*
社会能力定位						
生态中心主义						
人类中心主义						
对环境没兴趣		-0.456**				
校正决定系数 R²	0.287	0.308	0.268	0.193	0.383	0.152
多元相关系数 R	0.613	0.662	0.600	0.518	0.679	0.481
回归式	**0.009****	**0.014***	**0.012***	**0.026***	**0.001****	0.051

**: $p < 0.01$、*: $p < 0.05$、$n = 33$

粗线表示使用多元线性逐步回归法时被选用的个性特征指标的偏回归系数，有意义的关联系数用星号做了标注。

代表性例子，对森林的兴趣"低"、之前居住地周边的绿化"多"、行动积极性"高"，是导致在森林环境中坐观后 POMS 的"紧张—不安"上升的主要原因。也就是说，相反对森林有兴趣和过去居住地周边绿地少、行动积极性低的人，在坐观后"紧张—不安"会下降。

表21 个性特征指标的变化对心情变化的影响

个性特征指标	个性特征指标变化	森林浴的心理效应与活动的关系	
		坐观活动	步行活动
是否喜欢森林	上升		
对森林的兴趣	上升	"紧张—不安""抑郁—低落"下降	"活力"上升，"疲劳""烦躁"下降
森林的知识储备	上升	"抑郁—低落"上升	"愤怒—敌意""活力"上升
之前接触自然的机会	上升	"疲劳"上升	
之前居住地周边的绿化	上升	"紧张—不安""愤怒—敌意""烦躁"上升	"愤怒—敌意"下降
现在接触自然的机会	上升		
神经质倾向	上升	"疲劳"下降	"抑郁—低落""愤怒—敌意"下降
外向性	上升		"活力"上升
开放性	上升	"愤怒—敌意"上升	"活力"上升，"疲劳"下降
协调性	上升		
诚实性	上升	"抑郁—低落"下降	"烦躁"下降
对失败的不安	上升		
行动积极性	上升	"紧张—不安""抑郁—低落""烦躁"上升	"活力"下降
社会能力定位	上升		
生态中心主义	上升		
人类中心主义	上升		
对环境没兴趣	上升	"抑郁—沮丧"下降	"抑郁—沮丧""疲劳""烦躁"下降

根据多元回归分析的结果，整理了个性特征指标的变化与坐观前后、步行前后的心情变化的关系。从该表可以看出，例如，作为个性特征指标之一的"神经质倾向"上升，坐观后，POMS指标的"疲劳"降低；步行后，"抑郁—低落"、"愤怒—敌意"降低。

后使"抑郁—低落"上升的主要原因。

也就是说，有更多森林知识和经验的人，在森林浴的时候，并不是对整个森林环境开放五感，享受森林浴带来的乐趣，而是不由自主地参照自己所拥有的知识和经验，在展开了观察。精力集中在对特定的树木和植被进行观察，与其说是来放松，不如说是当作一次调研来参加了。我们推测这是得出这样结果的理由之一。另外，根据多元回归分析的结果，在步行活动后以及坐观活动后，"森林的知识储备"同时也是提高"活

力"的主要要素。

另外，"对森林的兴趣"这一要素能均衡地提高森林浴心理效果。"对森林的兴趣"，是步行活动后，使"活力"上升，使"疲劳"和"烦躁"下降的主要要素。在坐观活动后，也是使"紧张—不安"和"抑郁—低落"显著降低的主要要素。所以，要想在森林浴中得到很好的心理减压效果，对森林的兴趣是非常重要的。

应用这个观点，在森林浴之前，应该对于拥有很多与森林相关知识和经验的人给

予开放五感，悠闲地尽情享受森林浴的建议，才能得到良好的效果。另外，还可以考虑在森林中的游客中心、车站等位置提供一些相关的知识、信息等。来激发利用者对森林的兴趣，这是提高森林浴心理效果的有效方法。

2. 减压效果和性格特征

接下来，我们进行了多元回归分析，以了解哪些 Neo-FFI 指标能够最合理地解释与 POMS 各指标的关联性。

（1）在步行活动后，"神经质倾向"显著降低了 POMS 指标的"抑郁—低落"和"愤怒—敌意"。并且，"外向性"使"活力"显著上升。"开放性"显著提高了"活力"、降低了"疲劳"。相反，"协调性"显著降低了"活力"，并显著增加了"疲劳"和"烦躁"。最后，"诚实性"降低了"烦躁"（表 19）。

（2）坐观活动后，"神经质倾向"降低了"疲劳"，"诚实性"是"抑郁—低落"的显著下降的要素。另外，坐观活动后，"开放性"使"愤怒—敌意"显著上升（表 20）。

从分析结果可以看出，从统计学的角度证实了，多种性格特征指标对 POMS 的各个指标给予很大的影响。其中，"神经质倾向"是在步行活动后使"抑郁—低落""愤怒—敌意"降低，坐观活动后使"疲劳"降低的重要关联要素。另外，"外向性"高的人在步行活动后能使"活力"有显著上升。但是一般来说，"神经质倾向"和"外向性"是一对相反的性格特征，即使同样的步行活动，相对于神经质倾向高（外向性低）的人，在心理上能够得到治愈。外向性高（神经质倾向低）的人，则能够得到提高"活力"的心理效果。这个结果，在进行没有太

多运动效果的坐观活动后，"外向性"对于 POMS 所有指标没有显著地上升或者下降的作用，"神经质倾向"是"疲劳"显著下降的要素。以上观点都在实验中得到明显的数据支持。

一方面，关于坐观活动后，"愤怒—敌意"上升的理由有很多难以解释之处。但是"开放性"，在步行活动前后提升了"活力"，降低了"疲劳"，这是一个有趣的结果。考虑到其理由，所谓的"开放性"高，是易于对他人敞开心扉的性格特征[78]，在森林浴中，这个性格特征也对森林环境发挥出作用，反映出身心自我解放的效果。

另一方面，"协调性"是在步行活动后降低"活力"，导致"疲劳"和"烦躁"的主要原因。至于为什么"协调性"会导致这种心理效果的下降，在这里避免操之过急地下结论。可能与"协调性"高的人的利他性心理以及心理学上的健康等有关[78]。也就是说，"协调性"高的人，与其他人相比，原本压力相对较小；因此，从森林浴中享受到的减压效果与压力高的人相比，相对较少。所以得到这样的结果也不足为奇。

最后，"诚实性"在步行活动后降低了"烦躁"，在坐观活动后降低了"抑郁—低落"。一般"诚实性"高是指目的性强，意志坚定的意思[78]。拥有这样性格特征的人，每天过着挑战性高、忙碌的生活。在不知不觉中积攒下来的烦恼和精神压力也很多。实验结果是这样的人通过森林浴降低了心理压力。

3. 减压效果和自信心

为了调查哪些 GSES 指标与 POMS 的各指标有最合理的关联性，进行了多元回归分析。

（1）在步行活动后，"行动积极性"使"活力"下降，使"疲劳""烦躁"上升。另外，"能力的自我定位"虽然不像"行动积极性"那样明显，但也让"活力"降低了。

（2）坐观活动后，"行动积极性"使"紧张—不安""抑郁—低落""疲劳""烦躁"上升了（表20）。

GSES 指标和大多数 POMS 指标有显著关联的是"行动积极性"。"行动积极性"有着明确的指向性，是提升"紧张—不安""抑郁—低落""疲劳""烦躁"，降低"活力"的要素（表19 和表20）。这就是说，"行动的积极性"高的人，通过进行森林浴，非但没有获得期待的心理效果，在某些情况下，相反的是变得疲劳、活力下降、烦躁不安的可能性会变高。也就是，森林浴反而也许会对"行动积极性"高的人的身心产生负面影响。不难理解，"行动积极性"高可能会导致心理上的疲劳。相反，用另一种解释就是，"行动积极性"越低就越容易降低"烦躁"，提升"活力"。

4. 减压效果和价值观、兴趣

为了调查哪些 TBS-test 指标与 POMS 的各指标有最合理的关联性，进行了多元回归分析。

（1）步行活动后，TBS-test 指标中的"对环境没兴趣"显著降低了"抑郁—低落""疲劳"和"烦躁"（表19）。

（2）在坐观活动前后，"对环境没兴趣"使"抑郁—低落"显著降低（表20）。

从分析的结果来看，从价值观以及兴趣的观点出发，可以说"对环境没兴趣"是提高森林浴心理效果的主要原因。从表19 和表20 可以看出，"对环境没兴趣"是在步行以及坐观活动后降低"抑郁—低落""疲劳""烦躁"等的主要原因。作者曾经预测对环境越感兴趣心理效果就会越好，但实验却得到与预测相反的结果。关于这一点，就像迄今为止讨论的那样，对自然环境不感兴趣的人，不会像兴趣度高的人那样采取主动的态度。兴趣度高的人在探访森林的时候，因为知识和兴趣而引发对某种特定的对象（树木和其他的动植物等的）的关注。兴趣度低的人只感受森林环境的好坏，不会把注意力集中在观察森林环境上。因而离开了日常的生活环境，来到森林环境中，能释放个人的五感，沉浸在森林提供的各种各样环境要素中，充分享受森林浴，以最自然的方式接触森林环境。

综上所述，无论知识和兴趣的程度如何，在以放松为目的进行森林浴时，尽量放空思绪，释放五感，接受森林环境，是提高其心理效果的一种有效的手段。

F　减压效果和森林浴中活动的关系

为考察森林浴的减压效果，我们主要进行了散步和坐着眺望风景的坐观活动。下面以 POMS 的各指标为标准，分别分析在这两项活动中，个性特征与减压效果的关系。

1. 减轻效果和步行活动

首先，表19 将步行活动前后的 POMS 各指标得分之差作为他变量（POMS 后值－POMS 前值＝他变量），将个性特征的 17 个指标作为自变量，整理并使用多元线性逐步回归法得出的结果。从结果来看，"抑郁—低落""愤怒—敌意""活力""疲劳""烦躁"的多元回归式的倾向性是比较显著的（这意味着统计学上是有价值的），结果表明，作为决定系数的 R^2 值很高。进一步整理（表21），可以看出，在森林内悠闲地散步的时候，个性特征的各指标对 5 个 POMS 指标显示出有价值的影响，特别对"活力"和"愤怒—敌意"的得分有很强的影响。

在步行活动中，重新着眼于 POMS 的各个指标与个性特征之间的关系，对影响森林浴减压效果的个性特征要素做如下归纳。

（1）紧张—不安

虽然可以看到与开放性和行动积极性有关联，但并不是那么强的要素。

（2）抑郁—低落

喜欢森林、神经质倾向高、对环境没兴趣等，作为降低抑郁和低落的主要要素而产生作用。

（3）愤怒—敌意

森林的知识储备，使愤怒和敌意上升。另一方面，居住地周围的自然环境富足，以及神经质倾向高，都可以降低愤怒和敌意。

（4）活力

对森林感兴趣、知识储备量大、社交开放的性格特征，作为提高活力的要素而起着作用。但是协调性、行动积极性、社会能力定位高，与降低活力紧密相连。

（5）疲劳

对森林有兴趣、性格开放、对环境没兴趣的人，在森林体验时，能降低疲劳。与之相反，性格上协调性高、行动积极性高，是使疲劳上升的要素。

（6）烦躁

对森林感兴趣、性格开放、对环境漠不关心的人，通过体验步行活动，可以进一步降低烦躁。但是，性格协调性高以及行动积极性高的人，通过步行活动，反而有可能感受到压力。

2. 减压效果和坐观活动

表20将坐观活动前后 POMS 的各指标的得分之差作为他变量（POMS 后值－POMS 前值＝他变量），将个性特征的 17 个指标作为自变量，整理了用多元线性逐步回归法得出的结果。从结果来看表21，"紧张—不安""抑郁—低落""愤怒—敌意""活力""疲劳"的多元回归式得到了统计学上有价值的结果。结果表明，作为决定系数的 R^2 值很高。也就是说，在森林里悠闲地欣赏风景时，个性特征的各指标对 5 个 POMS 指标产生了有意义的影响。

在这里，和步行活动一样，关于坐观活动，着眼于 POMS 的每个指标与个性特征的关联性，将个性特征对森林浴的减压效果的影响主要要素归纳如下。

（1）紧张—不安

对森林感兴趣，是降低紧张和焦虑的要素。另一方面，居住周围地自然环境丰富、行动积极性高，在进行森林浴时，可能会是导致紧张和不安的主要原因。

（2）抑郁—低落

对森林有兴趣、性格开放、对环境漠不关心作为降低抑郁和低落的主要原因而发挥着作用。但是，森林知识多、行动积极性高，有可能作为使抑郁和低落上升的主要原因而发挥作用。

（3）愤怒—敌意

在坐观活动中，过去居住地周围自然富足、性格开放，似乎有可能成为导致愤怒和敌意上升的主要原因而发挥作用。

（4）活力

对森林的知识储备多、行动积极性高、人类中心主义价值观等与活力有一定关联；不过，好像关联性不那么强。

（5）疲劳

过去接触自然的经验丰富，可能会作为导致疲劳上升的要素而发挥作用。另一方面，神经质倾向高，是作为降低疲劳的主要原因而发挥作用。

（6）烦躁

过去的居住地周围自然丰富、行动积极性高，可能是造成烦躁上升的主要原因。

总　结

在本章中，为了调查个性特征对森林浴减压效果的影响，进行了在森林环境中的心情变化的实验。首先使用 4 种类型的调查问卷对 17 个个性特征进行采集。再利用 POMS 的 6 个指标对森林浴前后心情的变化进行调查。

其结果，确认了森林浴具有心理上的减压效果。同时，通过步行和坐观的活动，对影响 POMS 各指标的个性特征及其影响的大小进行了整理，得出以下的成果：森林浴具有对神经质倾向高、外向型和自信低的类型的人更有效果。个人的状况、经验、知识、性格特征、自信心、价值观和兴趣等要素对

森林浴的心理减压效果因人而异。另外，步行和坐观活动的不同，各个性特征对森林浴的心理减压效果的影响机制也不同。可以明确地说，源于个性特征、减压的效果也会产生差异。

但是，这次实验还是基于有限的特定受试者而得到的结果，仅凭这次结果不能断定的事情也很多。今后，有必要进一步科学地研讨个性特征和生理、心理上的减压效果之间的关系。为此，在相同的实验条件下进一步增加受试者的数量，进行更深入的分析是必要的。另外，还有必要使用 Neo-FFI 以外的性格特征调查表，使用其他的临床方法，调查其与森林浴减压效果的关系，以及与遗传特征等生物学特征之间的关系等。

另外，为了使讨论的范围焦点集中，这次实验完全忽略掉了森林环境的物理条件要素。今后，为了更全面地研究森林环境的设计、整治方面的问题，需要精简影响森林浴减压效果的个性特征，将森林的环境条件（森林的植被、天气、树木密度、森林内的亮度等）为研究对象，探明其与减压效果之间的关系。

神经质倾向与森林浴减压效果的关系

•••

A 关于健康者的神经质倾向

现在，随着各种社会压力的增加，患有心理障碍（抑郁症）、焦虑障碍（不安障碍症、强迫性障碍、社交恐惧症等），这类精神性疾病的人急剧增加。例如，根据厚生劳动省的患者调查概况[79]，心理障碍的门诊患者数、住院患者数的总和与 1996 年的 6.03 万人相比，2008 年为 10.88 万人，约 1.8 倍。对于这样的患者，利用森林环境进行补充和替代医疗的需求明显增大了。

从预防医学的观点考虑，如果在患病之前进行森林浴，可以改善疾病预备群体的精神和身体状况，抑制持续高涨的医疗费。期待将来能有助于维持和提高很多人的生活质量。

为此，有必要尽早地以心理障碍、焦虑障碍性格倾向的人群为对象，研究他们是如何感受森林环境的，以及这些心理特征与减压的效果的关联性。这些信息可以为预防医学、为疾病治疗提供补充和代替医疗方案提供宝贵的资料。继续深入地研究，最终将对满足国民的健康需求、维护国民健康做出贡献。

因此，在本章中，主要关注属于正常范围内的，不属于疾患、性格方面上神经质倾向高的利用者。调查他们对森林环境印象的评价、在森林浴前后的心情变化以及对森林浴的感想。研究神经质倾向高的人群对森林环境有什么样的感受，并得到什么样的森林浴减压效果等。

B 调查、分析方法

1. 实验概要

调查地、受试者、当天的天气状况、实验条件等，与在第一篇第 3 章～第二篇第 2 章中介绍的内容相同。在此，为了方便起见，在图 38 中记载了与本章相关的部分。另外，本次实验将使用"感想调查表"进行分析，这一点与上一章不同。感想调查表在森林浴实验结束后，在调查现场附近设置的休息室里，分发给了各实验对象，并分别要求他们进行回答。

2. 调查表

为了调查健康人群的神经质倾向，本文特别关注"性格特征"以及"自信心"两个特征。首先，为了把握受试者的性格特征，用"Neo-FFI"作为调查问卷。其次，为了把握关于受试者自信心，使用"GSES"作为调查表。在这里，依据以上两种调查表，把各个受试者在正常范围内的神经质倾向（Neo-FFI）和不安倾向（GSES）特征合在一起统称为【神经质倾向】。为区分 Neo-FFI 调查表中的"神经质倾向"，在后面的讨论中用粗

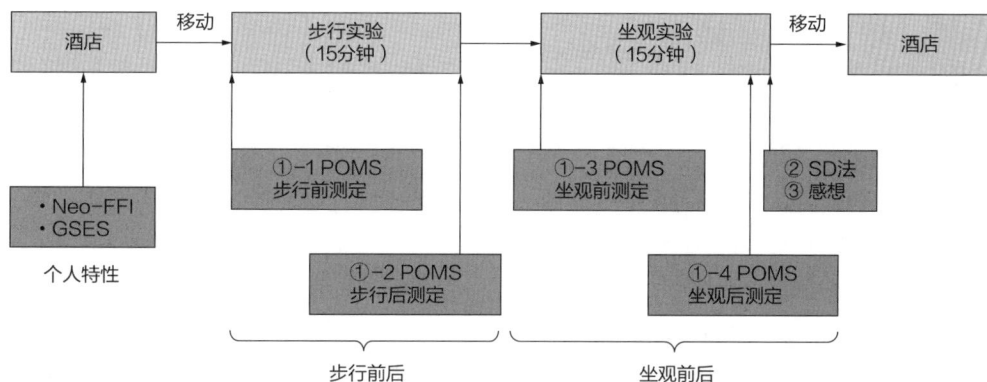

图38 实施第二篇第 3 章相关调查的时间

个人特性调查使用了 Neo FF 和 GSES 方式，SD 法使用了与第二篇第 1 章相同的数据，POMS 使用了与第二篇第 2 章相同的数据。此外，为了在坐观结束后在休息室调查森林浴的感想，实施了"感想"问卷调查。

线括弧表示【神经质倾向】。

（1）Neo-FFI 的特征

如上一章所述，Neo-FFI（Neo Five Factor Inventory）是在临床实践中使用的调查表，用于测量健康人群的性格特征。Neo-FFI 问卷包含 5 个分类 60 个项目：神经质倾向（Neuroticism）、外向性（Extraversion）、开放性（Openness）、协调性（Agreeableness），诚实性（Conscientiousness）。在本次研究中，利用其中的"神经质倾向（Neuroticism）"的程度对受试者进行分组。

（2）GSES 的特征

GSES（General Self- Efficacy Scale）是，测量一般人自信心而常用的调查表。包含"行动积极性""对失败的不安""社会能力定位"3 个分类，16 个项目，采用双选法的调查表。一般来说，其中包含的 5 个下位指标"不安""敌意""抑郁""自我意识""行动力"能说明与神经质倾向相关。本研究着眼于 GSES 的"对失败的不安"，使用"不安"作为指标对受试者进行分类。"神经质倾向"高且"不安"感高，和"神经质倾向"低且"不安"感低的，将这两组人群相比较。

（3）其他调查表的概要

本章中使用的数据，（a）为了调查坐观前后的心情变化（心理上的减压效果），使用了前一章也用到的 POMS 精简版；（b）为了调查对森林环境的印象评价，使用的 SD 法调查表；（c）为了调查最终的森林环境体验的感想，使用了感想问卷（图 39）。

请回忆一下进行森林浴的时候，是什么样的心情？

（在选择项上画○）

非常兴奋　兴奋　有点兴奋　没什么感觉　稍微平静　平静　非常平静

图39 关于森林浴后的"感想"的问卷调查（感想问卷）

* 统计了非常兴奋～有点兴奋的＝兴奋的组、非常平静～稍微平静的＝不平静的组、没什么感觉＝两者都不算的组。

C   依据神经质倾向程度对受试者进行分类

1. 受试者的分类方法

（1）以 Neo-FFI 的"神经质倾向"以及 GSES 的"对失败的不安"的两项得分，分别高于整体平均值的受试者，作为【神经质倾向】的"高发人群"；分别低于整体平均值的受试者，作为【神经质倾向】的"低发人群"进行分组。

（2）为了调查【神经质倾向】的"高发人群"，是如何评价森林环境印象的，将他们的 SD 法的结果与"低发人群"进行了比较、分析。

（3）为了调查【神经质倾向】的"高发人群"享受森林环境的心理效果特征，将他们 POMS 结果与"低发人群"相比较、分析。

（4）为了调查【神经质倾向】的"高发人群"对森林环境的最终感想，将他们的感想问卷结果与"低发人群"相比较、分析。

（5）整理上述（2）～（4）的分析结果，在【神经质倾向】的"高发人群"和"低发人群"之间，按照森林环境的印象评价→森林浴带来的心理压力低减效果→最终的感想这样的一个顺序，整理和研究两个人群的不同。

之所以分析这个过程的理由是，人们首先通过五感认知周围的环境；然后，这些感知结果引起心情的变化；最终，用语言的方式将减压效果的差异通过感想表达出来。

2. 受试者的分类结果

首先，对各受试者神经质倾向（Neo-FFI 的指标）和对失败的不安（GSES 的指标）统计结果进行了整理，发现这两指标的相关性非常高（相关系数 0.79）。因此，将神经质倾向及对失败的不安性得分高于整体的受

试者们分到【神经质倾向】高的群（以后称之为"高发人群"，n = 12 人），将低于整体的受试者称为【神经质倾向】低的群（以下称之为"低发人群"，n = 14 人），将两个人群作为比较分析的对象（图40、图41）。

D   分析结果

1.【神经质倾向】对森林浴前的心情状态的影响

为了调查步行和坐观活动前受试者的心情状态，分别整理了"高发人群"和"低发人群"的 POMS 的 6 个指标的得分。在两个组之间进行了统计学检测。其结果，在步行开始前"高发人群"的"愤怒—敌

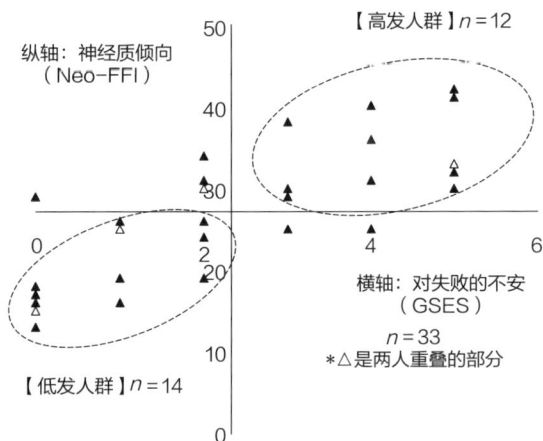

图40 对神经质倾向和失败的不安的得分分布

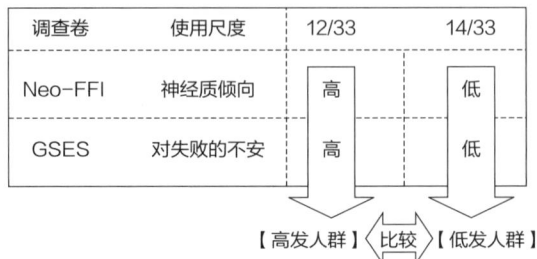

图41【神经质倾向】的"高发人群"和"低发人群"的分类方法

意（$p < 0.05$）""疲劳（$p < 0.05$）""烦躁（$p < 0.08$）"这 3 个指标比"低发人群"高。其他指标也显示"高发人群"处于压力相对较高的状态（表 22）。

在坐观活动前，"高发人群"的"愤怒—敌意（$p < 0.08$）""疲劳（$p < 0.05$）"这 2 个指标比"低发人群"的高。其他指标也显示"高发人群"处于压力相对较高的状态（表 23）。

2.【神经质倾向】对森林环境印象评价的影响

为了调查【神经质倾向】与对森林环境的印象评价之间的关系，对两组人群的 SD 法的结果进行了统计和比较（图 42）。

结果表明，在"人工—自然""易亲近—难亲近""嫌弃—喜欢"这三个指标上，两组之间的评价有一定差异。更具体来说，在"人

工—自然"评价上，两组人群的受试者都对森林环境有较高的自然性评价，但相对来说，"高发人群"比"低发人群"的评价略微偏向于"人工"（$p < 0.05$）。另外，"高发人群"比"低发人群"更偏向"易亲近"（$p < 0.09$），且更偏向"喜欢"（$p < 0.07$）（表 24）。

3.【神经质倾向】对减压效果的影响

（1）步行活动前后，"高发人群"和"低发人群"的比较结果

为调查步行活动前后受试者的心情状态变化，整理"高发人群"和"低发人群"在步行活动前后的 POMS 的 6 个指标得分，并进行了统计和比较。其结果，所有的指标中都显示出"高发人群"有减压的效果。特别是"愤怒—敌意"指标显现出显著的差异（$p < 0.05$）（表 25）。

表22【神经质倾向】：步行活动前"高发人群"和"低发人群"的比较

步行活动前的比较	紧张—不安	抑郁—低落	愤怒—敌意	活力	疲劳	烦躁
"高发人群" $n = 12$	39.83	42.92	41.33	34.00	43.92	48.67
"低发人群" $n = 14$	36.62	41.38	37.38	37.38	36.15	43.23
p 值	0.29	0.41	0.02	0.15	0.05	0.08
检定			*		*	#

Kruskal-Wallis 实验，*$p < 0.05$、#$p < 0.10$
步行活动前"高发人群"的"愤怒—敌意"和"疲劳"的值（T 得分）比"低发人群"高，其他指标也显示"高发人群"处于压力相对较高的状态。

表23【神经质倾向】：坐观活动前"高发人群"和"低发人群"的比较

坐观活动前的比较	紧张—不安	抑郁—低落	愤怒—敌意	活力	疲劳	烦躁
"高发人群" $n = 12$	39.25	44.25	40.08	33.08	47.00	49.08
"低发人群" $n = 14$	36.62	42.15	37.38	34.69	37.23	44.31
p 值	0.28	0.44	0.07	0.43	0.02	0.16
检定			#		*	

Kruskal-Wallis 实验，*$p < 0.05$、#$p < 0.10$
坐观活动前"高发人群"的"疲劳"和"愤怒—敌意"的值（T 得分）高于"低发人群"，其他指标也显示"高发人群"处于压力相对较高的状态。

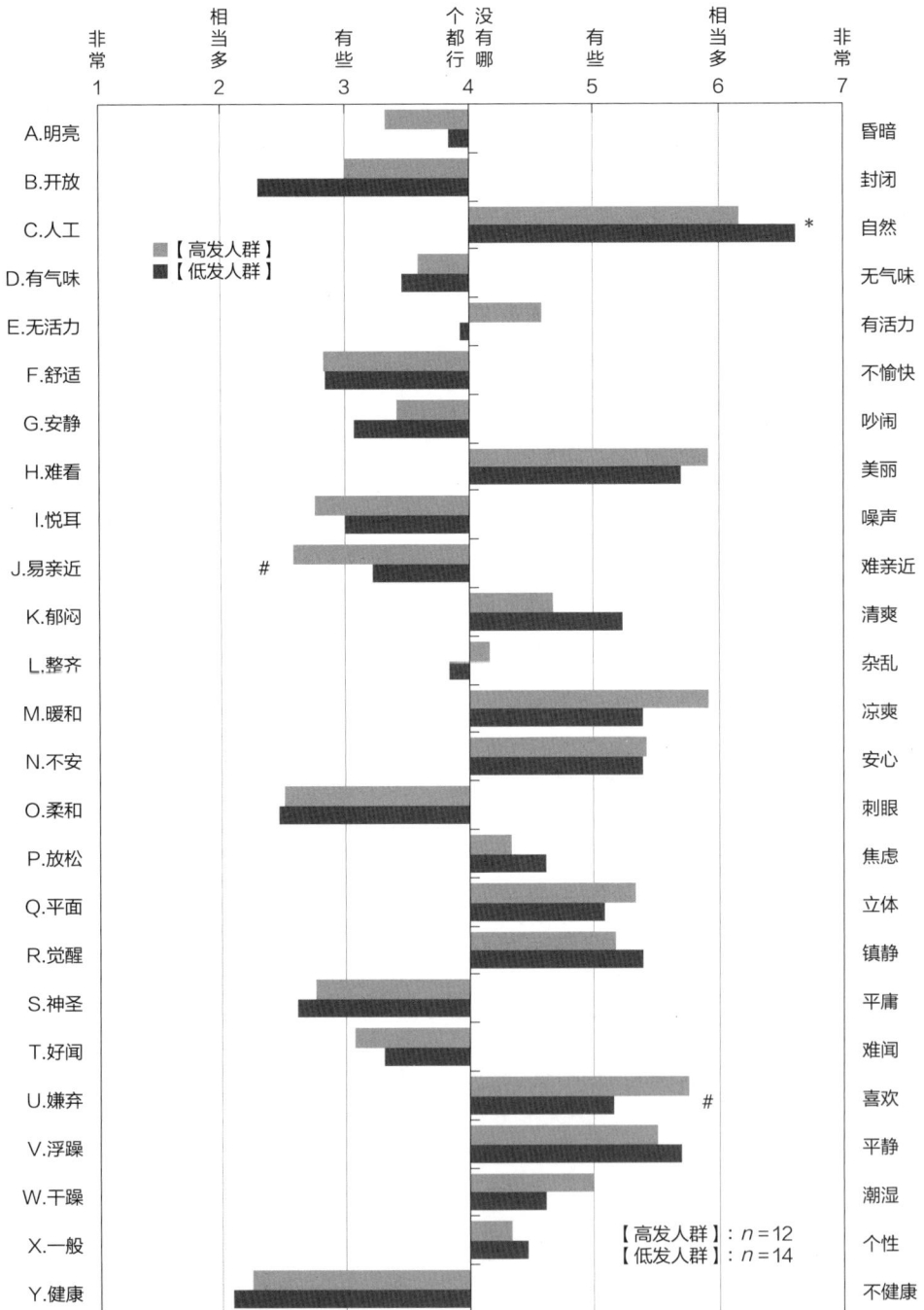

图42 【神经质倾向】：“高发人群”和“低发人群”关于森林环境印象评价的比较

＊字母表示各形容词对应的词语位置

另外，将表上部数值作为对各形容词的得分，进行了统计。

“高发人群”和“低发人群”的印象评价结果表明，描绘的轮廓大致相同，但检验（Kuskal-Waisest）的结果表明，两组之间“人工—自然”的感觉有差异（$p < 0.05$），“易亲近—难亲近”“嫌弃—喜欢”倾向上（$p < 0.10$）上相近。

表24 【神经质倾向】："高发人群"和"低发人群"对森林环境印象评价的比校

应形容词对 （上：1—下：7）	明亮 — 阴暗	开放 — 封闭	人工 — 自然	有气味 — 无气味	疲劳 — 活力	舒适 — 不愉快	安静 — 吵闹	难看 — 美丽	悦耳 — 噪声
"高发人群" $n = 12$	3.33	3.00	6.17	3.58	4.58	2.83	3.42	5.92	2.75
"低发人群" $n = 14$	3.85	2.31	6.62	3.46	3.92	2.85	3.08	5.69	3.00
p 值	0.295	0.191	0.024	0.906	0.216	0.815	0.501	0.584	0.779
检定			*						
应形容词对 （上：1—后：7）	易亲近 — 难亲近	郁闷 — 清爽	整齐 — 杂乱	温暖 — 凉爽	不安 — 安心	柔和 — 刺眼	放松 — 焦虑	平面 — 立体	清醒 — 镇静
"高发人群" $n = 12$	2.58	4.67	4.17	5.92	5.42	2.50	4.33	5.33	5.17
"低发人群" $n = 14$	3.23	5.23	3.85	5.38	5.38	2.46	4.62	5.08	5.38
p 值	0.094	0.181	0.477	0.264	0.977	0.690	0.977	0.649	0.548
检定	#								
应形容词对 （上：1—后：7）	神圣 — 平庸	好闻 — 难闻	嫌弃 — 喜欢	浮躁 — 平静	干燥 — 潮湿	一般 — 个性	健康 — 不健康		
"高发人群" $n = 12$	2.75	3.08	5.75	5.50	5.00	4.33	2.25		
"低发人群" $n = 14$	2.62	3.31	5.15	5.69	4.62	4.46	2.08		
p 值	0.626	0.644	0.068	0.646	0.240	0.586	0.725		
检定			#						

Kruskal-Wallis 实验，$*p < 0.05$，$\#p < 0.10$
"人工—自然"有明显差异，"易亲近—难亲近"和"嫌弃—喜欢"有差异。结果显示，"高发人群"与"低发人群"相比，适度地感受到了自然，更多地感受到亲近感和喜欢。

（2）坐观活动前后，"高发人群"和"低发人群"的比较结果

为调查坐观活动前后受试者的心情状态变化，整理"高发人群"和"低发人群"在步行活动前后的 POMS 的 6 个指标得分，并进行了统计和比较。其结果与步行活动前后一样，所有的指标中都显示出"高发人群"有减压的效果。特别是"活力（$p < 0.05$）"指标显现出显著差异。也看出"疲劳（$p < 0.09$）"指标"高发人群"比"低发人群"下降更多（表26）。

4.【神经质倾向】对森林浴体验后感想的影响

为了调查【神经质倾向】与对森林环境认知的关系，分别统计了两组人群的森林浴后的感想问卷。并且，进一步用两组人群统计的结果进行了比较（表27）。

首先，调查森林散步后两组人群的感想，感到"平静"的，"高发人群"中有 6 名，"低发人群"中有 11 名。其次，感到"兴奋"的，"高发人群"中有 6 名，"低发人群"中有 1 名。"无变化"的，"高发人群"中 0 名，"低发人群"中 1 名。另外，在两群之间，除了"无变化"以外，"平静群"和"兴奋群"之间，"高发人群"和"低发人群"，从统计数来看，得到了有价值的差异数值（$p < 0.05$）。

表25 【神经质倾向】：关于"高发人群"和"低发人群"步行活动前后的比较

步行活动前的比较	紧张—不安	抑郁—低落	愤怒—敌意	活力	疲劳	烦躁
"高发人群" $n = 12$	-1.92	-1.08	-2.83	5.75	-2.75	-1.92
"低发人群" $n = 14$	-1.31	0.15	0.54	2.85	-1.00	0.00
p 值	0.76	0.18	0.03	0.25	0.31	0.25
检定			*			

ANOVA，$*p < 0.05$、$\#p < 0.10$

这里的分析对象是步行活动后得分减去步行活动前得分的差值 T 的各组平均值。

步行活动后，"高发人群"与"低发人群"相比，在所有指标上都显示出有较高的心情改善效果。特别是"愤怒—敌意"明显降低，由此可见，步行活动对"高发人群"来说产生了明显的"愤怒—敌意"下降效果。

表26 【神经质倾向】：关于"高发人群"和"低发人群"的坐观活动前后的比较

坐观前后的比较	紧张—不安	抑郁—低落	愤怒—敌意	活力	疲劳	烦躁
"高发人群" $n = 12$	-0.50	-23.00	-1.00	4.00	-6.50	-2.75
"低发人群" $n = 14$	-0.23	-8.00	0.15	-0.92	-2.31	0.08
p 值	0.87	0.34	0.10	0.05	0.09	0.16
检定				*	#	

ANOVA，$*p < 0.05$、$\#p < 0.10$

这里的分析对象是坐观活动后得分减去步行活动前得分的差值 T 的各组平均值。

坐观活动后，"高发人群"在所有指标上都比"低发人群"取得了更好的心情改善效果。特别是"活力"比"低发人群"明显上升，"疲劳"有更大的趋势，可以看出，坐观活动对"高发人群"来说，对"活力"提升和"疲劳"的恢复产生了很好的效果。

表27 【神经质倾向】：森林浴后"高发人群"与"低发人群"感想的比较

	兴奋人群	平静人群	无变化人群
"高发人群" $n = 12$	6 名	6 名	0 名
"低发人群" $n = 14$	1 名	12 名	1 名
	兴奋人群	平静人群	检定结果
"高发人群" $n = 12$	6 名	6 名	*
"低发人群" $n = 13$	1 名	12 名	

Fisher 的直接概率法，$*$: $p < 0.05$

森林浴实验结束后，在休息室进行感想问卷的得分统计。7 个阶段的选择中，从"非常兴奋"到"有点兴奋"归为"兴奋人群"，"非常平静"到"有点平静"归为"平静人群"的 3 个阶段是"无变化人群"。在这里，主要叙述了除去"无变化人群"的分析结果。

E 森林浴前后感想的关联性

1.【神经质倾向】和森林环境的印象评价及最终感想

在印象评价的比较中，"高发人群"与"低发人群"相比，相对而言，"易亲近""喜欢"的评价比较高。这就是说，【神经质倾向】高的人，对森林环境感到容易亲近，有好感。另外，在"自然—人工"评价中，"高发人群"评价自然性的得分是［6.17（得分）/7（满分）］。相对于"低发人群"的［6.62（得分）/7（满分）］略低。可以认为是因为"高发人群"感觉森林环境容易亲近，没有特别地关注森林与日常的不同吧。

另外，在感想的比较结果中，森林浴后，"高发人群"的"兴奋"和"平静"评价各6人，相同数量。与此相对，"低发人群"几乎所有的人都给出了"平静"的评价结果。这次实验采用的是一个人在森林中通过五官感受来体验森林浴到的方法，并不是积极地探索什么的活动。属于一种被动的体验的活动。因此，"高发人群"中一半的人感到"兴奋"，这是一个有点儿意外并且有趣的结果。这说明【神经质倾向】高的人，对森林浴怀有各种各样的感想，今后在进行森林浴项目策划、环境设计时候要更加留意。另外，相反【神经质倾向】低的人，总的来说都给出了"平静"这评价，这是一个有用的信息。

2.【神经质倾向】和森林浴的心理效果及身心的关联性

首先，"高发人群"在步行前和坐观前，"愤怒—敌意""疲劳""烦躁"等指标都比"低发人群"得分高，可以说是压力相对比较大。另外，比较两组人群在步行活动前后的差，所有指标都显示"高发人群"降幅更大。

特别是"愤怒—敌意"指标得到了很大幅度的降低。也就是说，森林浴的步行活动，对【神经质倾向】高的人们来说，更有效，特别是对"愤怒—敌意"的心情平复有很好的效果。

另外，比较坐观活动前后差异发现，与步行活动前后相同，所有指标"高发人群"都有更大幅度的减压倾向，特别是与"低发人群"相比，"活力"得到提升，"疲劳"感下降。这也就是说，森林浴的坐观活动，对于【神经质倾向】高的人们来说更有效果，特别是能起到振奋精神、降低疲劳的作用。

3. 印象评价、森林浴的减压效果、感想的关联性

以上的分析和思考在图43中进行了整理。在对森林环境的印象评价中，【神经质倾向】较高的人们认为森林环境更加"满意""易亲近""自然"。同时，拥有这样感受的人往往可以判断为处于比较大的压力之下。通过步行活动，愤怒和敌意的心情得到缓解。通过坐观活动，活力得到恢复，疲劳得到舒缓。就是说【神经质倾向】高的人森林浴效果更佳。

对感想评价没有做统计学的分析，仅做以上讨论。在回收的对森林浴后的最终感想问卷中，"高发人群"感到"兴奋"和"平静"的人各占一半。如果把表25表26合并考虑的话，也许是感到活力提高的人同时感到"兴奋"，感到缓解疲劳的人同时感到"平静"吧。

总　结

在本章中，针对可能有不安障碍的神经质倾向人群，以【神经质倾向】作为指标，

根据其程度高低分成两组，调查了他们对森林环境的印象评价、森林浴的减压效果以及最终的感想。其结果是，【神经质倾向】高的人们对森林环境给出更加满意、易亲近、自然以及舒适度更高的评价。另外，森林浴开始前处于相对较高的压力状态中，通过短时间的步行活动，愤怒和敌意情绪显著的平息下来，通过坐观活动，显现出活力提高、疲劳下降的效果。与"低发人群"不同的是，感到"兴奋"和"平静"的人各占一半。其

理由前面已经提到，这里不再赘述。

另外，使用了多种调查表，采集了受试者的主观回答，并进行了分析。也许，今后还需要更科学地从神经质倾向、抑郁症倾向等医学以及生理学上进行更深入的研究。另外，本次的研究为将来能够落实到环境整治、森林浴项目策划等现实应用中奠定了基础。同时，也需要根据本研究，思考如何为有神经质倾向的健康人群、抗压能力弱的人群提供更有效的森林浴体验环境及项目。

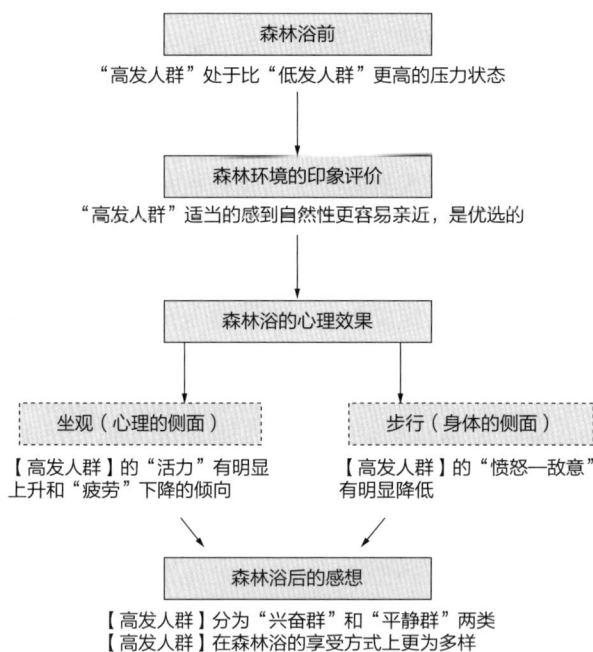

```
                    ┌──────────────────┐
                    │     森林浴前      │
                    └──────────────────┘
        "高发人群"处于比"低发人群"更高的压力状态

                    ┌──────────────────┐
                    │  森林环境的印象评价  │
                    └──────────────────┘
        "高发人群"适当的感到自然性更容易亲近，是优选的

                    ┌──────────────────┐
                    │  森林浴的心理效果   │
                    └──────────────────┘

   ┌─────────────────┐          ┌─────────────────┐
   │  坐观（心理的侧面）  │          │  步行（身体的侧面）  │
   └─────────────────┘          └─────────────────┘
  【高发人群】的"活力"有明显        【高发人群】的"愤怒—敌意"
  上升和"疲劳"下降的倾向            有明显降低

                    ┌──────────────────┐
                    │   森林浴后的感想    │
                    └──────────────────┘
      【高发人群】分为"兴奋群"和"平静群"两类
      【高发人群】在森林浴的享受方式上更为多样
```

图 43 本章的总结

对"高发人群"和"低发人群"，从森林浴前的状态，到进行森林环境印象评价的阶段、坐观活动或步行活动时的状态，最后对森林浴后的感想进行了时间序列的比较，整理了结果。研究表明，"高发人群"与"低发人群"相比，森林浴前的压力状态就很高，对森林环境的印象评价也不同，森林浴的心理效果也很好，有多种感受。

依据个体差异的项目策划及森林环境整治

A 切实可行的管理

　　根据之前的分析，由于个性特征不同会产生对森林环境印象的评价、森林浴心理效果及感想的差异。并且，在上一章中，提炼出【神经质倾向】这一特定指标来进行了论述。这对有神经质倾向的人，制定提供有效的森林浴体验的方案，具有非常重大的意义。

　　正如在第一篇论述的那样，与森林浴相关的研究几乎都没有从个体差异、受试者的特征及多样性的角度进行研究，而是以平均效果的验证作为主流方法。

　　首先，大家整体了解了森林浴的效果。这为森林浴环境的整治做好知识储备有着重要意义。实际上，随着现场实验和室内实验等各种研究的积累，日本已经有很多的地方政府设立了基于科学的森林康养、治疗基地、森林治疗线路等。这些设施也已经被当地居民广泛地用于维持健康、治愈、疗养等。

　　其次，将森林浴作为预防医学，作为补充、代替疗的方法之一[85]，像本书反复论述的那样，由于每个人的特性不同，森林浴的生理、心理的减压效果也不同。考虑利用者探访森林的目的、个性、体力，针对每个利用者的特征制定最有效、最省时、最能高度发挥减压效果的研究的需求非常大。也就是

说，在不久的将来，一定会面临要求森林浴提供者能够更加有针对性地了解利用者的需求，解决或减少利用者现实困难的局面。为了应对这样的局面，要求森林浴提供者预先为应对利用者的多种多样需求做好准备。需要根据利用者的喜好、目的和个性特征，准备好恰当的森林环境、森林浴项目方案以及环境与方案的组合、套餐、处方（从第三方专业角度提供问题的解决方法）。为了能够提出充分适应利用者的个性特征的多样性的解决方案，需要准备关于环境设计、项目策划、软件和硬件的搭配组合等科学且客观的资料。因此需要更深入地讨论为谁而设？设置什么？怎样设置？等这些问题。

　　因此，在本章中，首先整理迄今为止在森林疗养基地开展的项目、环境设计相关的信息以及森林浴的研究成果。接下来尝试提出一些在不影响大众正常使用的前提下，如何为有神经质倾向的健康人群提供更高效的森林浴项目和环境整治方案。

B 对神经质倾向高的利用者有效的项目策划及森林环境整治

　　对于虽然健康但性格上神经质倾向高的人，如何为他们提供更有效的森林浴环境呢？神经质倾向高的人和没有这种倾向的人，他们认知环境的方法不同，因此产生了

减压效果的差异。这给森林浴环境的整治带来新的课题。那么为解决这一难题，并高效地将森林浴从软件（森林浴项目的设置）和硬件（森林环境的整治）这两个层面落地，在这里，我想从软件和硬件这两个层面分别讨论。

C　整理方法

为讨论软件和硬件，从时间、地点、人物、如何做？这样的角度来分类整理比较容易理解。因此，我们尝试使用被称为 5W1H 的分析方法分别进行论述[86]。所谓 5W1H 分析，就像构成文章基本要素一样，使用的 Why、What、Who、Where、When 的首字母为 5W，加上 How 的 1H，从这 6 个方面来分析的方法。在市场营销领域、制定企业战略等领域也经常被用到。下面，我们将使用"为什么（Why）""什么（What）""谁（Who）""在哪里（Where）""什么时候（When）""如何（How）"这几个要素，再加上"和谁（With Whom）"6W1H 来进行分析。之所以增加"With whom"的理由是因为不能忽视团体与个体，以及利用者之间的相互干扰和影响。

D　项目

首先，对作为森林浴的软件的"项目"进行整理后，提出以下方案。

1. When（何时）

从目前调查的神经质倾向高的人的特征来看，特别是一个人单独进行森林浴时，如果是游客较多的森林，应尽量避开白天人多的时间段以及会引发不安感的夜间。因此，早上进行散步森林浴是最理想的。为此，可

以选择交通方便，清晨能达森林的地方住几天，清晨进行森林浴，白天安排一些其他有兴趣的项目。

2. Where（在哪里）

亲切感较高的森林环境能赋予人们充足的活力，带来更好的森林浴效果。具体来说，闷热的夏季的白天，建议避开阳光直射，在树荫下悠闲休憩；春、秋季温暖的时候进行轻微运动的森林浴，这种项目安排才不枉费森林环境（图 44）。

夏季，在柔和的阳光下，选择在光线变化丰富的落叶阔叶树林中散步、观赏风景，或者安排消耗体力较少的旅游项目。春季和秋季，除了以上活动以外，还可以选择自然游戏、手工艺品制作、造林体验等有一定运动量的项目。以上这些都是比较好的选择。

3. With whom（与谁）

不建议与不熟悉的多数人组成团体项目，单独或者少数人参加的愉快的项目比较适宜。例如，与性格较安静的导游一起行动，能够给神经质倾向高的人带来安心感和引发积极的情绪。为此，需要配备多种性格类型的导游；也有必要培养和配备能理解神经质倾向的人特性的导游。另外，在条件允许的地方，在猫狗等宠物的陪伴下一起进行森林浴可以取得更有效地减压效果（图 45）。

4. Who（谁）

制定有效预防因神经质倾向引起的心脏疾患的项目是非常有意义的。因为，从长远角度来看，可以减少他们对于身心健康方面的不安感，也期待为抑制医疗费增加做出贡献。此外，森林利用者的增加能使当地的游

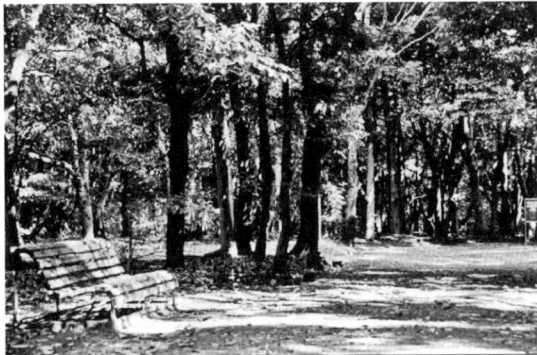

图44 树荫和长椅

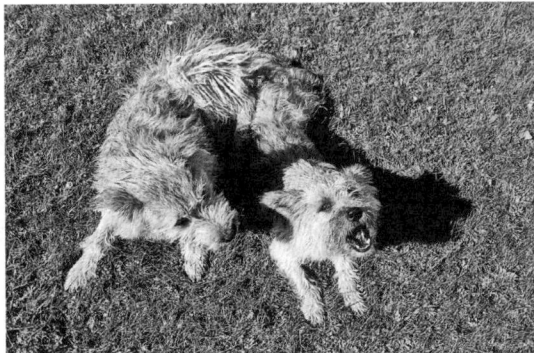

图45 和动物一起的森林散步

客也随之增加，直接或间接地激发区域经济的活性。通过项目的实施、会为地域带来导游、咨询师一类的新的就业机会。

5. What（做什么）

首先，基于科学地研究各项目对神经质倾向高的人有什么样的效果非常需要。考虑到这类人群的特征，不需要那么激烈的运动。步行或者坐观、冥想、森林瑜伽等项目比较适合。另外，作为更加安静的活动，森林艺术节、音乐会也是不错的选择。虽然现在还比较少见，期待能出现更多适合的场地（图46）。

其次，作为接待方的准备工作，在森林浴之前理解利用者的心理状态和症状的程度很重要。因此，为了能提供更恰当的项目和套餐，完善能提供心理咨询、治疗等服务的咨询师、医生团队也比较理想。并且，为了能够做到根据利用者的目的和身体状态设计因人而异的、有效的、单独的活动项目、套餐等，最好能提前设计好丰富的备选项目内容。比如与附近的温泉设施或住宿设施等进行合作，可以为提供更多的可能性预备必要的资源。

6. Why（为什么）

针对神经质倾向高的人的特点，我们希望提供以运动和治愈为目的相结合的项目。具体来说，就是事先把握神经质倾向的程度和压力的状态，并结合利用者的需求和期待值，选择最适合的项目。

特别是一些身心放松效果好的项目，如芳香浴、瑜伽、健康旅行（一次预防）以及心理健康护理（二次预防）等。另外，在提供这些项目的同时，也应留意运动量强度，不要让运动本身给利用者带来压力。考虑各种各样的备选项目时，应预先准备好关于项目地点、内容等的介绍、手册等。便于携带，避免造成混乱（图47）。

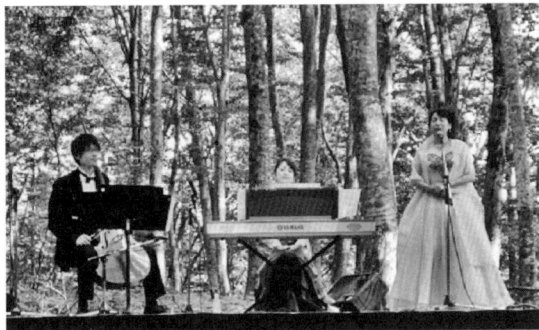

图46 森林艺术节和音乐节

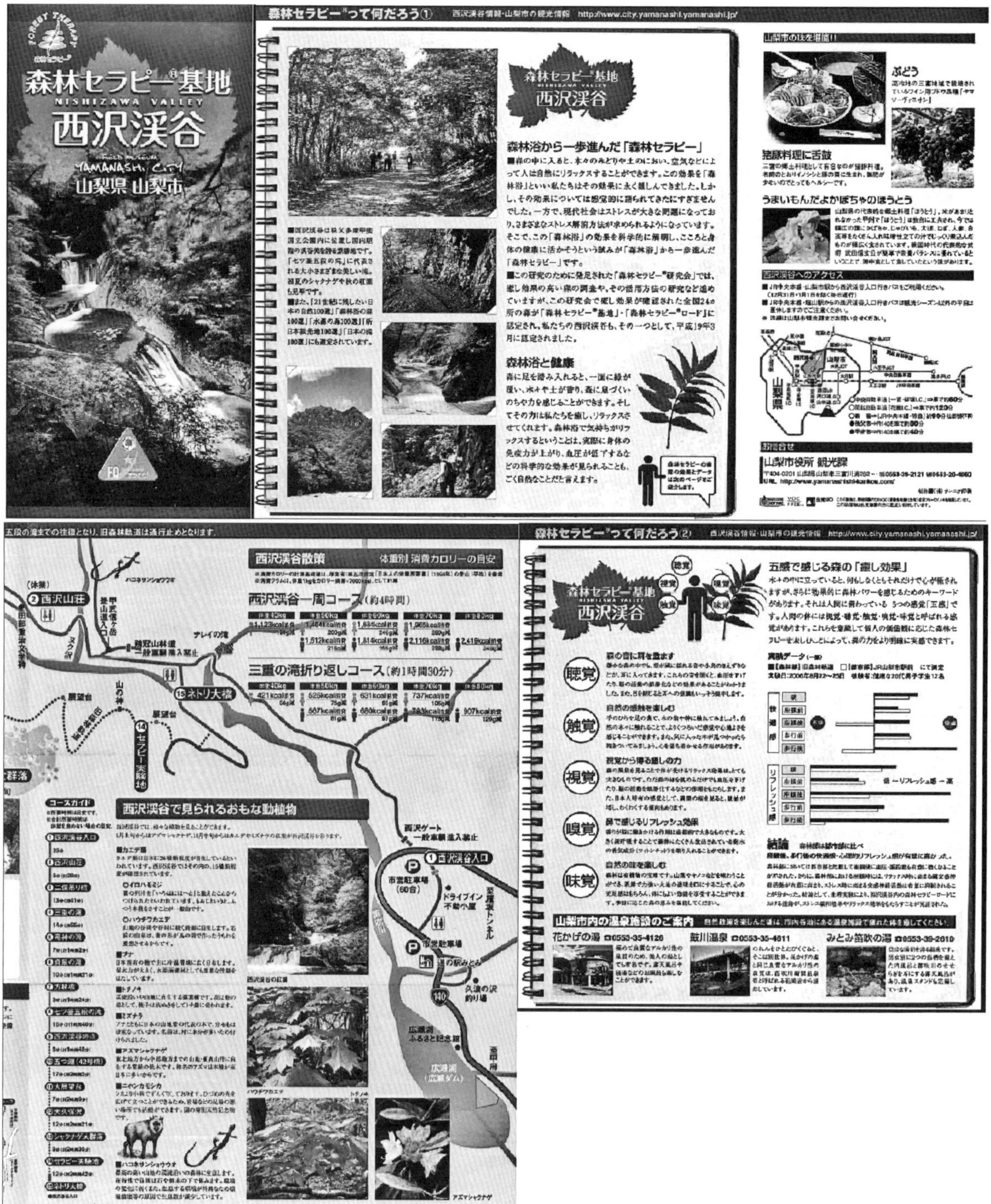

图47 森林康养基地手册示例（山梨县西泽溪谷）

在森林康养基地路线上准备了这样的小册子。引自西泽溪谷森林浴基地主页。

7. How（如何）

神经质倾向高的人对于来自环境的刺激比较敏感。因此，提供的项目应尽量避开会引起利用者感到不适的刺激要素，提供激发利用者五感舒适感受的刺激要素，达到提高减压效果是目的（图48）。利用者是期待得到平静的治愈效果，还是期待提高兴奋度的充电效果，根据需求选择提供不同的项目也很重要的。

此外，有必要导入一些拉伸运动和瑜伽等放松效果较好的项目。正如本书所揭示的那样，最初采用步行活动，可以平息愤怒和敌意，之后悠闲地沉浸在森林的风景中，可以从疲劳中得到恢复和提高精力。另外，还有一些别具特色的项目，例如森林日光体验、与森林内流水同步体验、与森林巨树的一体化体验等（图49～图51）。值得注意的是，为利用者提供治愈效果的项目时，准

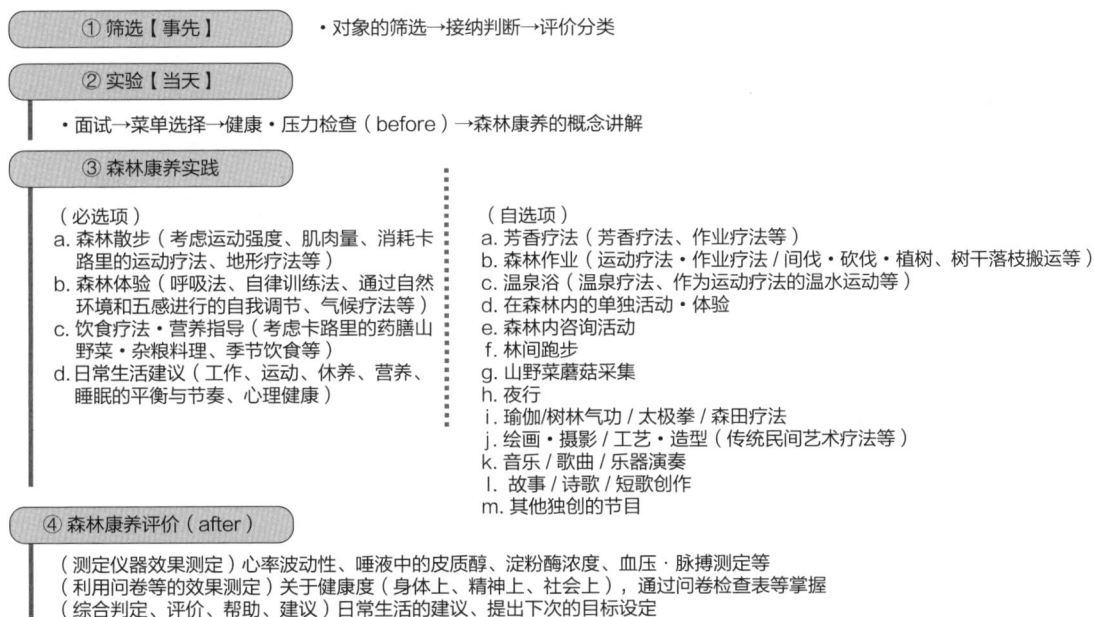

① 筛选【事先】　　·对象的筛选→接纳判断→评价分类

② 实验【当天】

·面试→菜单选择→健康·压力检查（before）→森林康养的概念讲解

③ 森林康养实践

（必选项）
a. 森林散步（考虑运动强度、肌肉量、消耗卡路里的运动疗法、地形疗法等）
b. 森林体验（呼吸法、自律训练法、通过自然环境和五感进行的自我调节、气候疗法等）
c. 饮食疗法·营养指导（考虑卡路里的药膳山野菜·杂粮料理、季节饮食等）
d. 日常生活建议（工作、运动、休养、营养、睡眠的平衡与节奏、心理健康）

（自选项）
a. 芳香疗法（芳香疗法、作业疗法等）
b. 森林作业（运动疗法·作业疗法·间伐·砍伐·植树、树干落枝搬运等）
c. 温泉浴（温泉疗法、作为运动疗法的温水运动等）
d. 在森林内的单独活动·体验
e. 森林内咨询活动
f. 林间跑步
g. 山野菜蘑菇采集
h. 夜行
i. 瑜伽/树林气功/太极拳/森田疗法
j. 绘画·摄影/工艺·造型（传统民间艺术疗法等）
k. 音乐/歌曲/乐器演奏
l. 故事/诗歌/短歌创作
m. 其他独创的节目

④ 森林康养评价（after）

（测定仪器效果测定）心率波动性、唾液中的皮质醇、淀粉酶浓度、血压·脉搏测定等
（利用问卷等的效果测定）关于健康度（身体上、精神上、社会上），通过问卷检查表等掌握
（综合判定、评价、帮助、建议）日常生活的建议、提出下次的目标设定

图48 标准森林康养项目示例

木俣知大：现阶段日本森林康养基地的构想，环境信息科学，35（4），47-52.2007　经许叮转载。

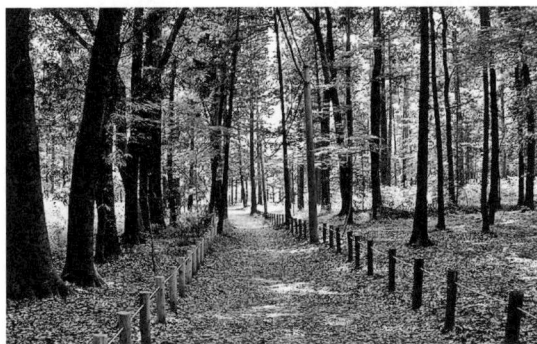

图49 森林中的透射阳光

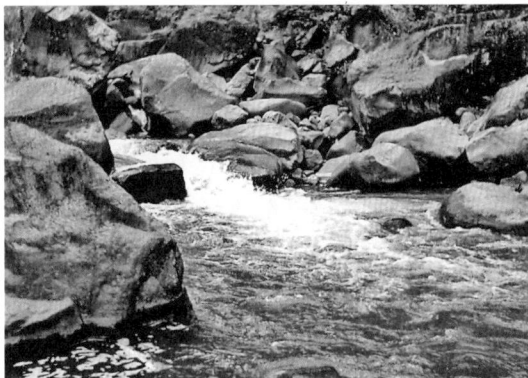

图50 与森林内流水同步

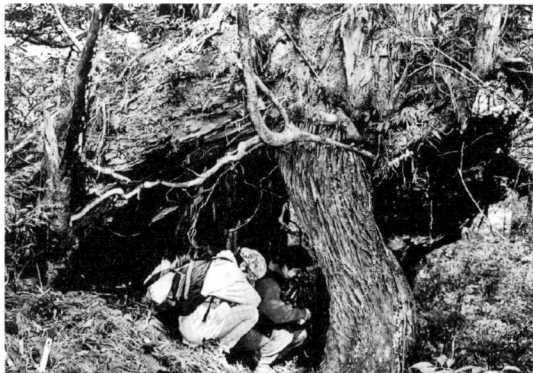

图51 与森林巨树的一体化

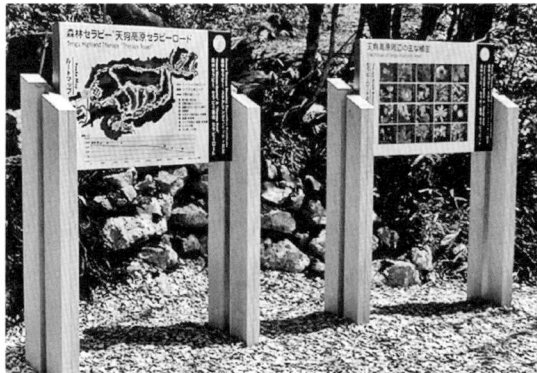

图52 康养道路入口附近的展示牌

备工作也不能怠慢。例如在夏天，为了防止日照引起的体力消耗、防止蚊虫叮咬，应准备长袖衣服、帽子、驱虫喷雾和便携式驱蚊剂。可以提醒利用者自己携带，也可以由组织者提供。另外，夏季常绿树林中容易滋生水蛭，秋季马蜂比较多，这些都需要森林管理者对其进行防治。

E 森林环境整治方案

接下来，想讨论一下森林整治方案。这并不是特别针对神经质倾向高的人群的。就像香川指出的那样[88]，面向所有利用者的，具有高效减压效果的森林整治方案。针对利用者的来访目的和个性特征，尽可能地增加森林环境的可选择性。

1. When（何时）

在夏季的早晨，森林中含有大量的植物杀菌素（Phyton-cide），天气凉爽。会有很多人来到森林中散步。对于神经质倾向高的人来说，是最理想的森林浴时间带（图52）。

不论清晨或是白天，为了能让利用者充分地享受那一缕缕从树叶间隙中透过的阳光，在游览路的起点或是路上的座椅等休息

设施的附近，宜打造以落叶阔叶林为主的低密度森林环境，提高减压效果。在有熊出没的地方，为了避免发生利用者与野生动物遭遇的危险，需要准备熊铃并设置介绍紧急避险方法的展板。为了适合雨天散步，可以在游览路上泥泞的地方铺设木片（图53）。为了便于利用者把控散步时间，根据游览路的长度不同，可以设置里程和折返点标志。森林公园的入口、游客中心、游览路中设置的各种标识、路线图、展板等便于利用者获取各种信息。

2. Where（在哪里）

保证利用者享受多种多样的、安全、安

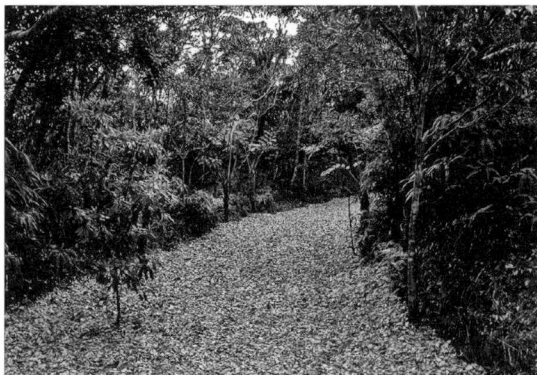

图53 铺设木片

心的森林环境，尽可能地发挥每个森林环境独有的特点，从这个观点出发的游览线路整治是最理想的。例如，在森林中清凉的溪流边设置长凳，树木种类也以阔叶树为主，创造出既遮阴又有良好通风的明亮的森林环境（图54）。

千篇一律的林相（构成森林的树种、林冠的密度、树龄等林木的成长状态等森林整体样貌）会让利用者厌倦。能开展的项目也会显得单一、枯燥。这样的森林可以尝试通过长期且有目的性地管理和整治，形成分区的方式。例如，将一个区是橡树、山毛榉等落叶阔叶树为主，另一个区是杉木、柏树等

常绿树的森林（图55～图57）。另外，在只有一条游览路线的情况下，可以在规划路线时考虑从针叶林到阔叶林，再到针叶林等。这样富有变化的相线路整治方案能让利用者感受到波澜起伏、抑扬顿挫、变化丰富的森林体验感。

为更有效地促进环境利用，在森林整治上需要开动脑筋、多下些功夫。例如，在林相比较单一的环境中，可以让利用者体验特定项目的同时，将此项目预期达到的减压效果的最新研究成果等相关的信息展示给利用者。这种心理暗示也是有效的手段之一（图58）。

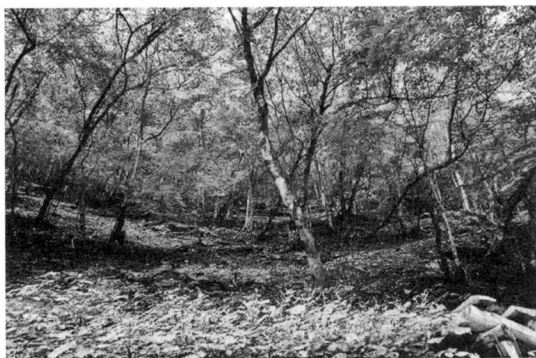
图54　通风良好的森林环境

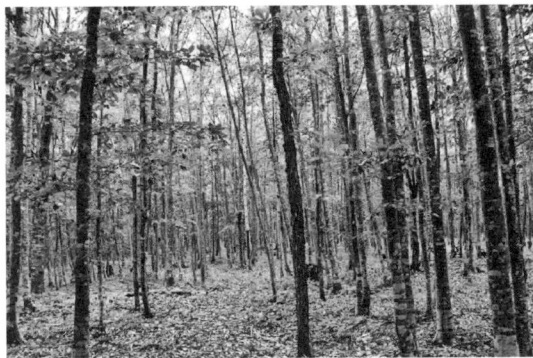
图55　岩手县岩泉町的山毛榉林

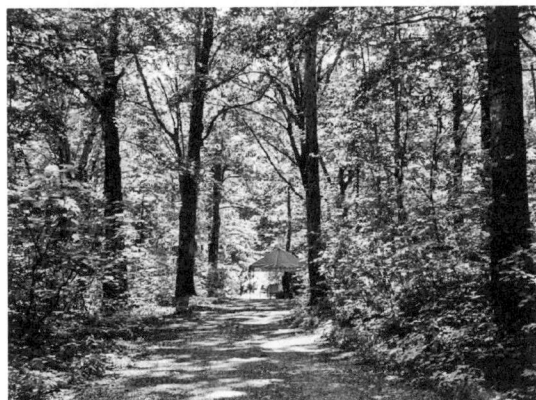
图56　山形县小国町的水曲柳林

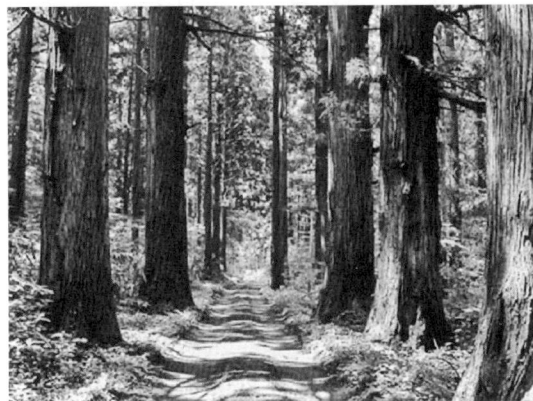
图57　和歌山县高野町的杉木林

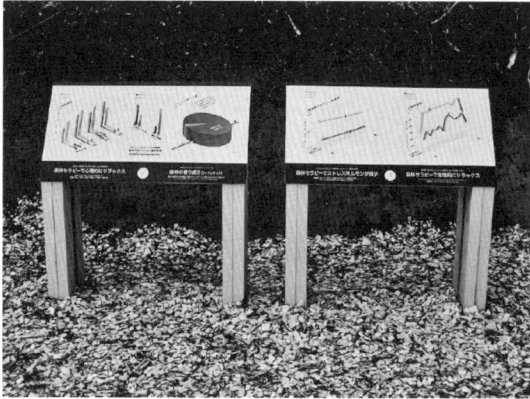

图58 现场实验结果的公布

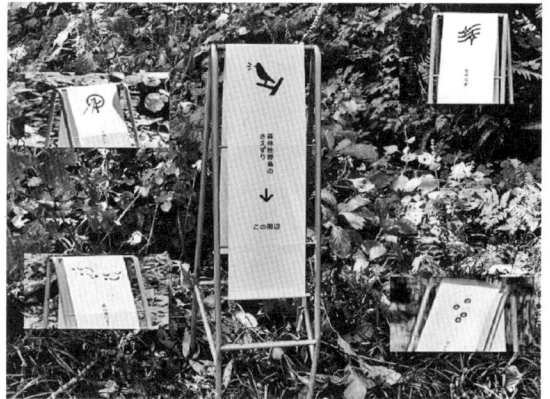

图59 森林中的象形图（视觉符号）

3. With whom（与谁）

神经质倾向高的人，容易对他人的存在比较敏感。所以，一目了然地看清周围的人，能见度高的低密度的森林环境是最理想的。以透光性较好的阔叶树为主，树木的数量也控制在较低的密度是最佳选择。如果是针叶林，只要能控制好密度也不错。森林的通透性和亮度也是确保游览路线安全的必要条件。适当管理细竹、杂草等也很重要。

在没有向导的情况下进行森林浴，为了能让利用者知道在该场所进行什么样的项目更有效果，有必要设置一些图板、标识，介绍对五感起作用的森林环境要素、内容、机制等。在有导游陪同的情况下，为了便于导游在现场向利用者做示范，最好在整治森林时考虑这样的场所，并设置提示标志（图59）。另外，一个人享受森林浴的时候，如果带上猫狗等宠物陪伴的话，能得到更好的减压效果。为此，有必要设置关于携带宠物的注意事项等图板、标识（图60）。

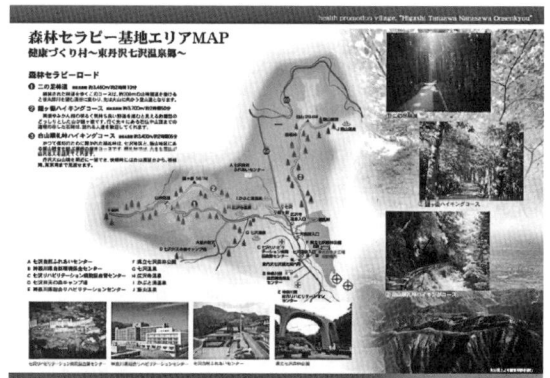

图60 厚木市森林康养基地提供信息的案例
厚木市的治疗基地利用小册子提供详细的信息。
引自原木市康养基地主页。

方案更为合理。也就是说，既可以针对特定的神经质倾向高的人，也保障一般的利用者能体验各种各样的森林浴是最理想的方案。

初衷是为了森林浴而对森林环境进行了整治，其结果，森林的其他多种功能也得到了发挥，还能创造森林环境整治、维护等新的就业机会。

4. Who（谁）

考虑到管理和维护的人力和成本，兼顾一般人与神经质倾向高的人的森林环境整治

5. What（做什么）

整治森林时尽可能地保障树种、密度和开空率的多样性来适应各种各样的项目。奥

团队整理了如何根据树木密度和森林植被管理森林景观的资料（表28）[89]，该资料中记载，一般情况下，密度在950～1300棵/hm²（换算成胸高截面积，27～35m²）是最理想的。可以在其中安排一些静坐冥想、躺卧休息的场所（图61～图63，表29）。另外，有条件的话也可以考虑密度50～100棵/hm²

左右，适合举办艺术鉴赏、音乐会的场地，将砍伐的树墩作为座椅也会非常有趣味性。

另外，关于游览路线的设计，步行项目采用对体力不产生负担的缓坡线路，在视野良好的场所，或者水边设计适合坐观、休息的设施（长椅，凉亭）是非常理想的（图64）。

表28 树木密度和森林植被的标准

研究案例	对象地域	设想的活动类型	植被类型	乔木密度（棵/100m²） ～ 3 4 5 6 8 11 15 18 ～	林床植物高（cm） ～ 10 20 30 40 50 70 100 ～	林床植被类型
森林的娱乐利用及其形象的基础研究[藤本（1978）：造园杂志42（2）]	城市公园—城市近郊林	运动 休息 散步		a	a	
城郊树林内的娱乐活动[伊东（1983）：城市公园]	城市近郊林	运动 休息 散步	从面积比率看，在樱花林和草地中利用者多	a	a	
公园绿地内现有赤松林休闲性评价的研究[李（1986）：造园杂志49（5）]	城市公园	神社寺院内游戏（包括休息散步）				裸地型、草地型
以娱乐为目的的次生林改良及其林床管理相关的生态学研究[重松（1988）：大版府立大学记要40]	城市近郊林	休息滞留 散步 观赏	无标准	b c	a	低矮草本型 竹林型 高的草本型 草花型、竹林型 柴草型、杜鹃花型
大规模公园绿地内的树林评价的研究[真锅等（1990）：造园杂志53（5）]	城市公园	活动游玩 休息 散步		d a	a	
城市森林公园植被形态与利用者行为的调查研究[吉田等人（1990）造园杂志54（2）]	城市公园	散步 轻运动 休息	落叶树阔叶树 落叶树阔叶树	e e		草坪 草坪
加强城市近郊树林等森林的公益功能的管理技术的开发[下村（1992）：农林水产技术会议事务局研究成果269]	城市近郊林（近代）	散步 饮食 观赏	风景树混植			
生活环境保护林的树木密度的考察[井川原（1997）：治山42（9）]	城市近郊林	散步时的观赏	栎树			

a：散步对树木密度和植被高度要求不高，在比较分散的场地，难以用于运动和休息，这样的场地被用来散步的可能性更高

b：赤松林600棵/hm²，枹栎林850棵/hm²以下（相对照度30%以上）

c：在赤松林300棵/hm²、枹栎、柞树林500棵/hm²以下（相对照度40%以上）的条件下，野生花草会开花、繁殖

d：乔木层复盖度高（复盖度5）时减少

e：枝下高1.8m以上

奥敬一、香川隆英、田中伸彦：富有魅力的森林景观创作指南，全国林业改良普及协会，东京，275pp，2007

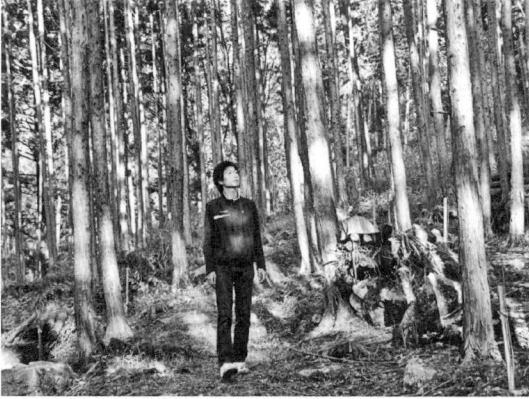

图61 林内的散步型活动

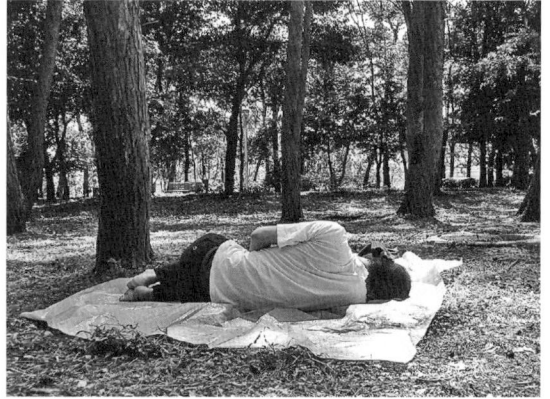

图62 林内的休憩型活动

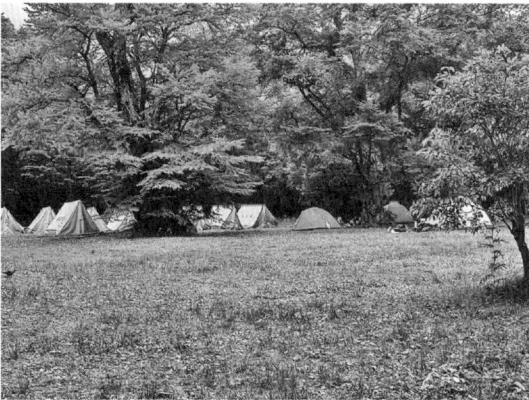

图63 林内的运动型活动

表29 适用于活动的森林管理标准

活动类型	森林管理的标准		
	树木密度	树木的间隔	地被的高度
散步型活动	600 棵 /hm² 以上	约 4m 间隔	40cm 以上
休憩型活动	300～600 棵 /hm²	4～6m 间隔	10cm 左右
运动型活动	300 棵 /hm² 以下	6m 以上间隔	5～20cm

藤本和弘等人：森林的娱乐利用及其形象的基础研究，造园杂志，42（2），1978 得到许可转载。

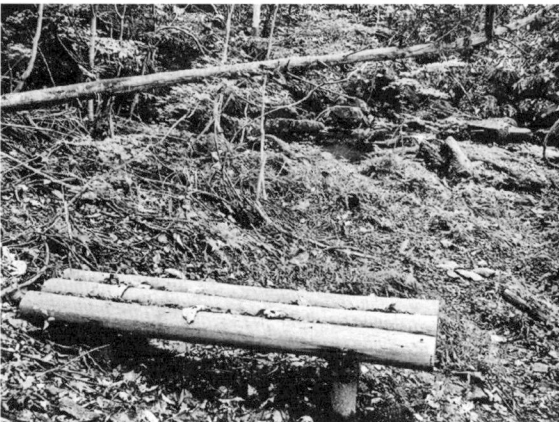

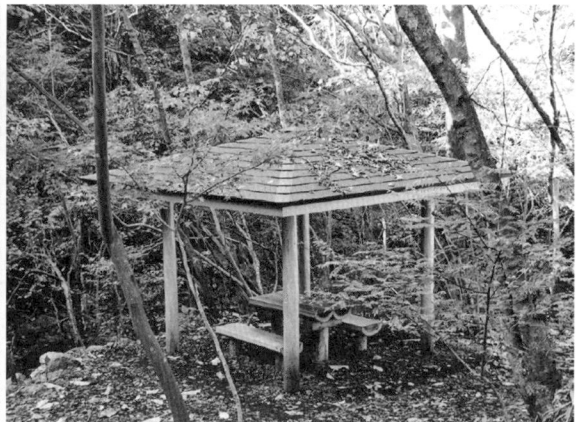

图64 安装休息设施的示例（左：长椅 右：亭子）

表30　散步道的倾斜角度与步行时的疲劳

倾斜角	特征
5°	平缓的登山道，不用休息就能攀登
10°	平缓的登山道，60 分钟需要休息 5 分钟左右
15°	普通登山道，30 分钟需要休息 5 分钟左右
20°	比较陡的登山道，20 分钟需要休息 5 分钟
25°	比较陡的登山道，10 分钟需要休息几分钟
30°	比较陡的登山道，5 分钟需要休息几分钟
35°	即使有台阶，如果不是 z 形道路的话，是很难攀登的
40°	沙子和碎石非常容易滑落
45°	从上面看，接近峭壁，没有梯子就不能通行

在森林环境中，不同倾斜角对步行的舒适性影响很大。

6. Why（为什么）

基本上，将森林环境整治成能同时满足运动目的和治愈目的的两者兼顾的场地是最合理且必要的。因此为了使神经质倾向高的人能够放松，在森林中享受减轻压力的效果，需要整治明亮、安全、安心感高的前景良好的森林环境。

作为一个具体的方法，在游览路线上设图片、标识，并介绍在线路内哪里可以进行什么样的项目。通过这样的提示，即使是神经质倾向高的人，也可以选择适合自己的减压效果好的项目。另外，从运动为目的的观点出发，为达到不同的运动效果，游览线路可以设计为：0~5° 的平坦线路，5~10° 缓坡，或者 10~15° 的起伏线路，以供利用者根据自己的体力来选择不同的路线（表 30）[90]。

如上所述，充分利用现有林相的多样性，整备出能够适应以运动为目的和以治愈为目的的多种项目的环境是很重要的。为了让神经质倾向高的人能放松地享受森林的减压效果，明亮、安全、安心感高的视野良好的森林环境最为适宜。

7. How（如何）

与一般人相比，性格上神经质倾向高的人对环境的刺激比较敏感。因此，在森林环境整备上应尽可能地消除消极的要素。使其能够感受到积极的要素。这样有目的性的环境整治是非常重要的。

具体来说，在潮湿、可能会因降雨而积水的地方铺上木片或垫土，以方便行走，保证游览路线的安全。在整治游览路线时，考虑到多数利用是以夏季为主的，充分分析森林的地形，考虑风向，使更多凉爽的风进入森林。修剪森林里的草本植物，保持良好的通风，尽量避免蚊子、虻、水蛭等害虫滋生。另外，可以设置一些落叶堆积储藏场所，在干燥的秋、冬季等时期，可以享受被埋在树叶里的乐趣（图 65）。

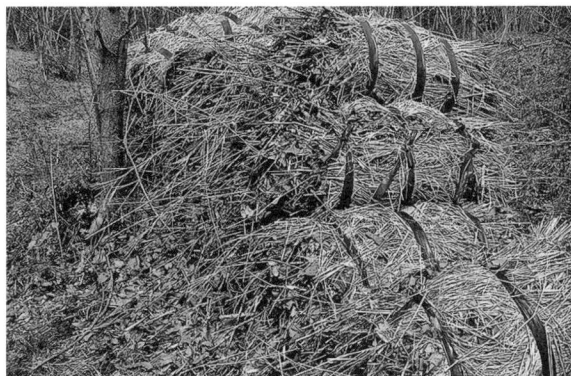

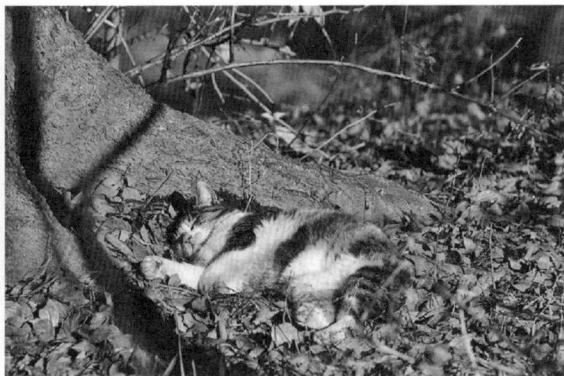

图65　落叶床

神经质倾向高的人，其敏感度高，身体和精神上容易疲惫，在森林中活动累了的时候，需要马上休息。因此，建议在游览线路内 100～150m 间隔设置休息设施（座椅、凉亭）。

总　　结

在本章中，应用 6W1H 分析方法，从作为软件的森林浴活动项目和作为硬件的森林环境整治这两个角度出发，对面向神经质倾向高的人士提供更为有效的森林浴项目和环境进行了探讨。本研究的目的，与其说是提出必不可少的要素，不如说是提出一个导则，在实施环境整治的时候，根据该地区的特点和森林的状况，制定出因地制宜的设计方案是最好的。如上田团队所示 [91]，不应该破坏利用者对森林浴的印象（图 66 和

图 67）。仿照本书作者提出的相关理论模型（图 68）[92]，整理环境要素，有意识地围绕利用者的五感来创造具有良好减压效果的森林环境是最理想的。另外，在整治的过程中思考如何改善和排除消极要素，最好地发挥积极要素的潜能也很重要。

为了保证森林浴的顺利实施，准备工作必不可少。例如，神经质倾向高的人在选择项目时，不是让利用者自己来判断，而是由医学知识和森林知识兼备的辅导员或者森林咨询师来判断是最理想的。为此，更多地借助医生、护士和心理咨询师等专业人士的专业知识也是很有必要的。

我们期待在不久将来，能涌现出大量积累了丰富经验的森林治疗师，让利用者不仅在各森林疗养·治疗基地，而且在身边熟悉的森林环境中也能接受到专业的咨询。

也期待能为神经质倾向高的人开发出切

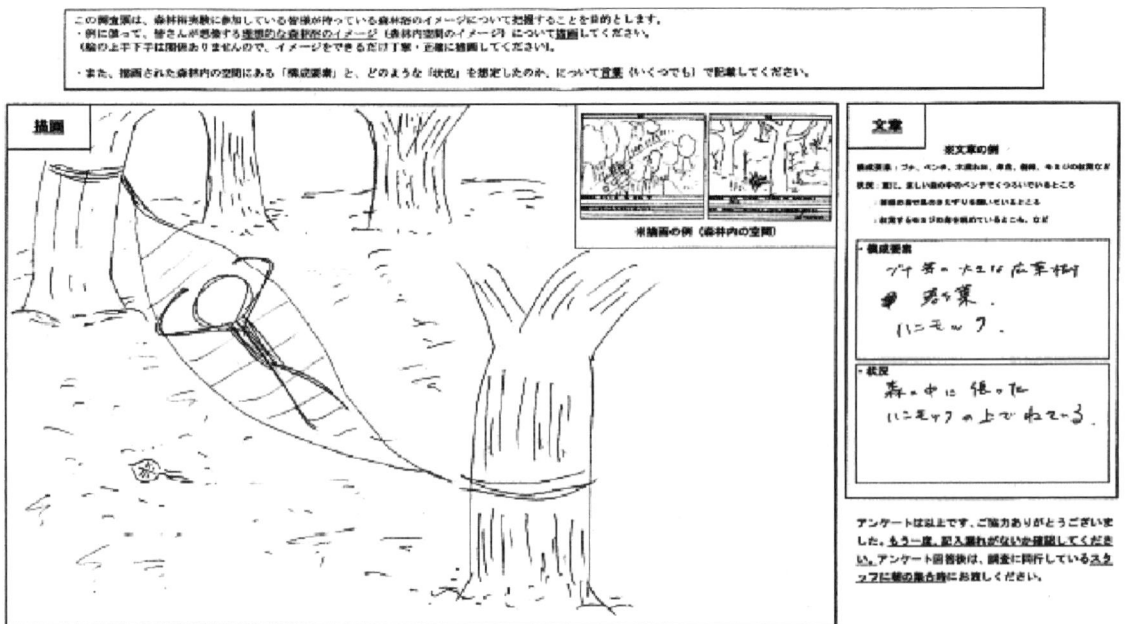

图66 草图示例

上田裕文、高山范理：关于构成森林浴形象的空间条件的研究，景观研究（线上论文集），Vol.4，P1-6，2010

实可行的，更加有效的森林浴项目。作为硬件的森林环境整治工作量大、实施困难。与之相比，从软件上进行试行、验证、改进都比较容易。良好的、高效的项目将会为提高森林浴的减压效果做出贡献。

如前所述，与其花费大量成本去摸索针对神经质倾向高的人有效的环境整治方法，不如考虑为一般利用者提供多样性的森林环境的整治方案。在此前提下，有意识地考虑兼顾神经质倾向高的人群的项目需求，这样的整治方针更加高效。

在没有咨询师或导游陪伴的情况下进行单独森林浴活动时，利用者体验什么项目？在哪里进行？进行到什么程度为好？期待得到什么心理效果？这些相关信息对利用者是

非常有价值的。因此应该下些功夫在游客服务中心、治疗站、游览线路起点附近等设置导游图、展板等，将正确的、必要的信息传递给利用者。

最后，非常期待利用者、咨询师、导游们能共同协作，在森林浴前进行神经质倾向等个性特征调查，在森林浴后做一些简单的效果检测，为今后森林浴减压效果的研究提供素材。进行森林浴的减压效果检测时建议采用：Neo-FFI 问卷（可以简易地测定个性特征）、淀粉酶检测和血压计（可以简单地测定减压效果）、POMS 缩减版（可以简单的测量心理上的减压效果）等有效的设备和方法。

形象化的森林形态

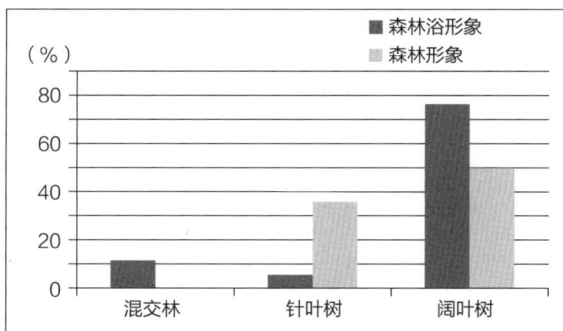

构成要素的视觉效果

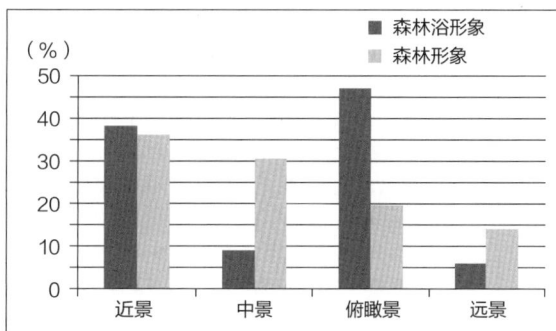

构成要素的种类

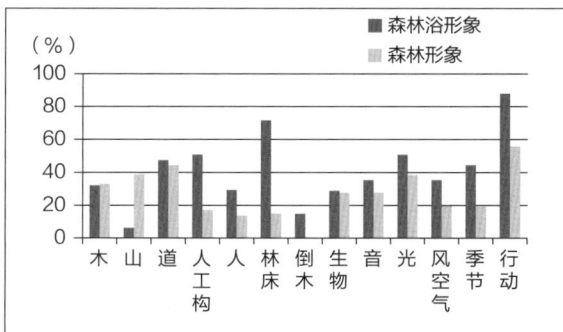

使用者的身体配置

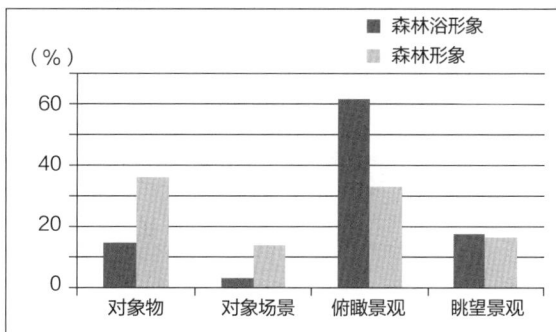

图67 使用者喜爱的森林浴形象与一般森林形象的比较

这里，重要的是对森林的印象和对森林浴的印象不同。一边在阔叶林里散步，一边俯瞰森林内部的山峦，活用五感的形象深得森林浴利用者的喜爱。

上田裕文、高山范理：关于构成森林浴形象的空间条件的研究，景观研究（网上论文集），Vol.4，p1-6，2010

第1类别				

創造更舒适的森林浴环境

改善对策　　　　　说明理解　　　　　势能的发挥

		消极因素	空挡因素	积极因素
德享受效果的	森林浴功效	没有感受自然的余地		消除了疲劳　　感觉时间慢慢流逝 心情平静了下来　　放松了下来 很凉爽　　感受到了自然的味道
五感的活用	温热·触觉	因为阳光很强，所以想要阴影		风很舒服　　驱赶了炎热　　有凉爽的树荫 空气清新　　有躲藏阳光的地方，有蓬松的落叶 温度也很好　　还是有阳关灿烂的地方
	声·音	有虫子的翅膀声 听到汽车的声音		有树叶沙沙作响　　有力量的河水声　发出欢呼声 落叶沙沙作响的声音　知了发出了叫声
	风景·见晴了	看见人造的桥 斜面裸露着		穿过树木的阳光　　　　可以从缝隙里看到景色 景色看起来漂亮　　　　景色与山连成一片 在附近能看到美丽的景色　树木附近的景色
	香臭			有泥土的香味　　有草木的香味 空气很新鲜　　空气清新
环境因素	森林内的氛围	空罐子掉落　　想要一条河　人工的植树造林 森林的量很少　树木对人的行为感染 有垃圾　　　原来是次生林　天然林更好		自然性很高　享受了绿色　就这样保持自然状态 开放的　　　光线太强了　几乎没有人 有林业的迹象　对树木等感到人的行为
	步道	有坡度　　　我想要整修的不是沥青路 需要一条便于识别的小路　防止滑倒是十分必要的 很在意想要足够宽度的路面　我想要扶手之类的 石头和碎石的凹凸	道路整修好了	道路很平坦　　　　没有迷路 走起来很方便　　　有一条适度曲折的路
	昆虫·动物	我讨厌虫子缠着　　　　　有蜘蛛网 虫子很多　　有必要对缠着的虫子采取对策	有小动物	有鸟儿
	树木·下草		有倒落的树枝	有白桦　　　树上有果子　下面的草被割了 有很大的树木　有很多树木　有缠绕在树上的藤蔓 有很多草木　　岩石上的苔藓很神秘
	人工构件	有一间小屋　　有混凝土建筑物 因为人造的东西想接近自然 有铁塔		厕所很干净 有木质护栏
	危险性	有很多危险的地方　　我踩到石头的时候疼 踩空了就有往下掉的感觉　　看起来受伤了		
	说明	想要一个能知道树木名字的牌子 希望有动物的说明的牌板		

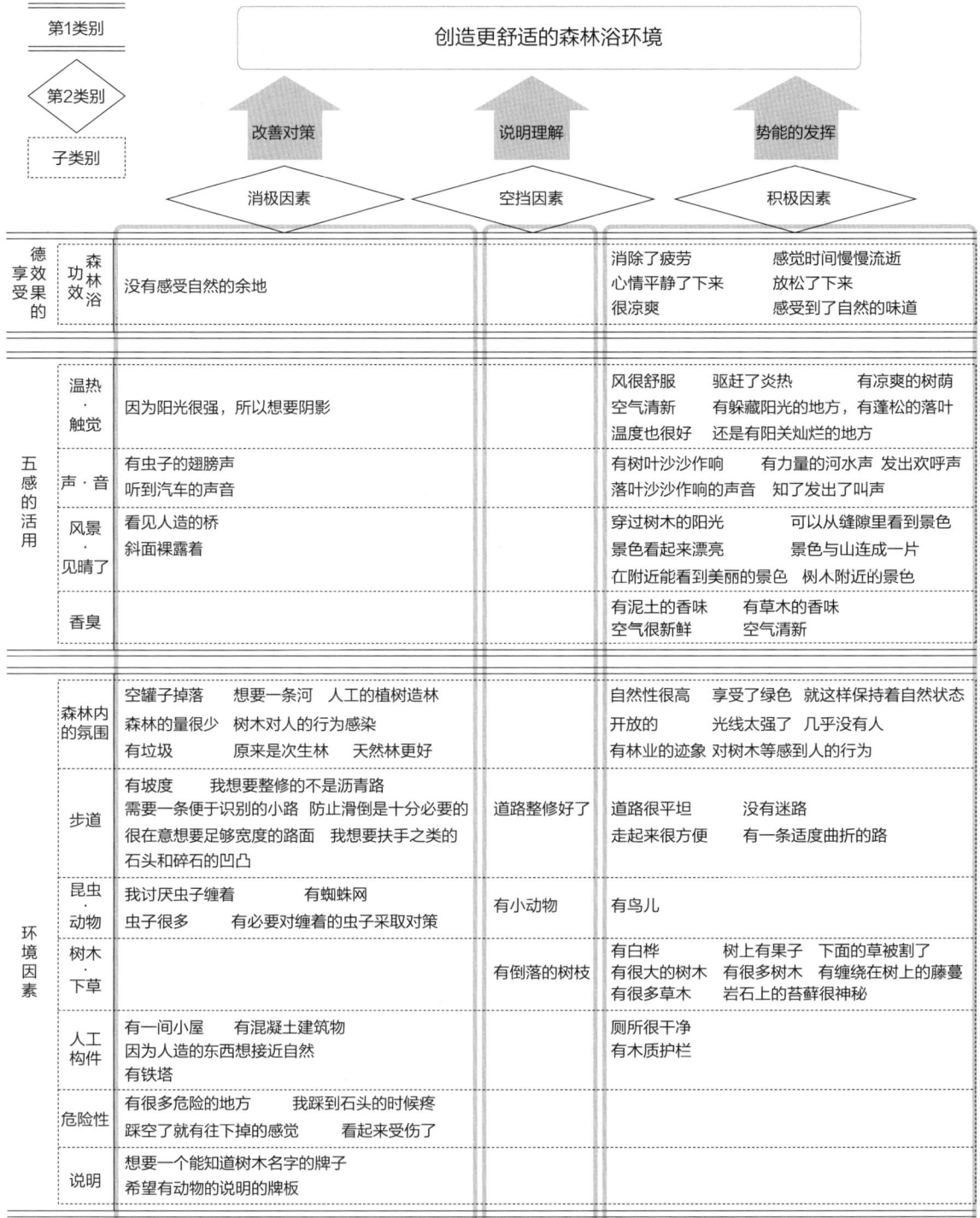

图68 以创造更舒适的森林浴空间为目标的相关理论模型

为了整治舒适的森林浴环境，最好先调整环境因素，其次注意促进五感的活用，最终提高治愈效果。

高山范理，荒木 marisara: 应用 GTA 提供舒适森林浴环境整备的环境形象的结构化，景观研究，74（5），p613-618,2011

享受森林浴的地方（森林浴实践）

●●●●●●●●●●●●●●●●●●●●●●●●●●●●●●●●●●●●●●

选择森林浴场的位置与费用成本、时间成本以及预期效果密切相关。因此，这次我想就以下三种情况分别介绍，假设：（1）日常的城市生活，在市区可以享受森林浴的地方（日常）；（2）周六、周日等节假日的一日游，在郊区享受森林浴的地方（近日常）；（3）有时伴有住宿，虽然离市区稍远，但可以接受医生和专家的建议等，是真正享受森林浴的地方（非日常）。

1. 森林浴的日常场所

首先，我想谈谈我们许多人每天生活的城市，以及我们可以享受森林浴的地方。在城市进行森林浴的主要目的是通过自然和树木的力量来恢复身心，远离高负荷工作和令人烦恼的人际关系时常引起的压力。

考虑到以此为目的的绿色数量、质量和安全性。首先，在城市地区，我们熟悉的城市公园将成为典型的地方。关于城市公园的实际治愈效果，松叶等人（2011年）以新宿御苑为对象，报告显示在生理和心理上都有一定的放松效果。其次，虽然在系统上的城市公园有各种各样的物种，但是适合森林浴的公园应该是一个绿色的公园，场地面积大，视线良好。因此，最好避免有游乐场设备、沙坑等，以及像儿童游乐场一样绿色较少的街区公园，而应该是一个相对较大的公园，你可以从公司或家里步行

到达。此外，即使公司或家附近没有城市公园，如果存在绿色道路（为行人和自行车设计的林荫步道），也可能是这样的地方（照片1）。此外，即使在城市办公区，如果你仔细寻找，将脚步延长一点点，会找到意想不到的森林浴场所。例如，在车站的终点站附近，神奈川季节露台（照片2，JR神奈

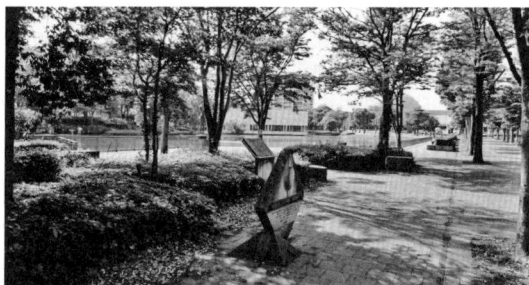

照片1 城市森林浴场（筑波中央公园，茨城县）

城市公园等也提供一定的放松效果。在城市地区的森林浴场中，通过利用现代工具（如便携式音乐播放器）操作与五种感官相关的刺激，可以更有效地体验森林浴。

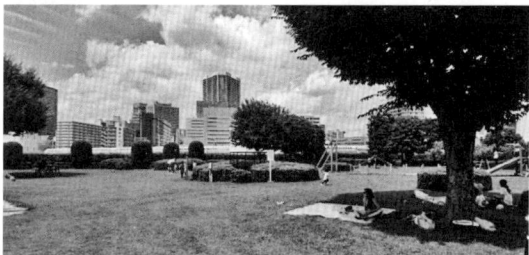

照片2 城市森林浴场（神奈川季节露台，东京）

在住宅区和车站附近的绿地上也可以进行森林浴。特别是在大树下或草坪上，它适合放松。如果你能在一定程度上腾出空间，你可以享受瑜伽和冥想。

川站港南出口）等地方也可能成为城市森林浴场之一。无论如何，最大的优势是，你可以利用休息时间轻松享受森林浴，如午休时间、通勤和购物时间，因为是公共场所，所以这是在日常生活领域。

现在，我想向您展示如何享受城市地区的森林浴场。一方面，最有效的方法就是打开五种感官，沉浸在这个地方的自然元素中，比如悠闲地呼吸空气，坐在长椅上，听鸟儿的叫声。此外，考虑到访问的目的，停留时间可能介于 15 分钟到 1 小时之间。另一方面，由于其特点，这个地方有很多人和建筑，所以我认为在某些时候，人们担心别人的目光、孩子说话的声音、汽车的噪音、气味等。这种情况下，在城市地区享受森林浴的秘诀是有意识地控制我们的听觉和嗅觉。例如，您可以使用便携式音乐播放器播放来自森林的声音（如河流的涓涓或鸟鸣声）或您最喜爱的轻音乐。此外，通过使用含有空气清新剂的面膜（或将少量的面膜放在面罩上），可以设计一种有意吸收来自森林的芳香成分的方法。

通过这些方式，您可以正确选择位置和方法，并结合它们，即使在城市地区也能进行有效的森林浴。通过将这些城市森林浴作为身心恢复机制融入日常生活，在容易积累压力的城市日常生活中，我们将能够适当的管理身心，以稳定的心情对应日常生活。

2. 森林浴的近日常场所

接下来，我想谈谈在周末或假期里去郊区森林郊游的情况。我认为，在许多情况下，我们希望从平日工作积累造成的顽固压力中恢复过来，因此，最好将脚步延伸到与日常生活地点略有不同的地点，并期待一定程度的转变效果。

具体来说，我建议乘坐公共交通工具或私家车游览一日游的森林公园和城市附近的森林。城市森林通常指城市周围的森林，但在这里，它被认为是一个森林，从大城市相对容易到达，并维护和管理一个统一的森林生态系统。例如，关东地区从东京区内很容易到达的高尾山、筑波山和关西地区靠近大阪市中心的米诺山是城市郊区森林的代表。另一方面，森林公园是公园的名称，适用于拥有大量树木和森林的国家公园和城市公园；位置往往位于郊区，因为它遍布在日本各地，如果搜索网络等，就会发现很多，即使住在城市地区人们也可以一日游的森林公园。关于这些不寻常的森林浴的效果，李等人（2011 年）对武藏丘陵森林公园进行了研究，即使对于一日游的森林浴场，也显示出具有促进免疫活性和身体改善和心理恢复的作用。虽然有往返交通费、午餐费，以及有些需要买门票，而且几乎一整天的时间都花在交通上，但可以说，这是一个可以期待太多精彩体验的地方（照片 3）。

此外，关于在郊区享受森林浴的方式，我认为大多数步行道都已经很完善，可以放

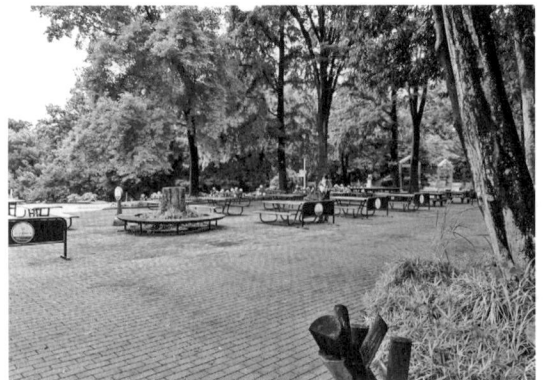

照片3 不寻常的森林浴场：森林公园
（武藏丘陵森林公园，埼玉县）

森林公园通常有足够的停车位，公园内的森林也得到妥善维护，因此您可以安全地享受各种活动。

心且放松地散步，同时打开五种感官，是享受方式的基础。此外，为了放松和恢复身心，我个人建议选择一条缓坡的散步路，作为是步行路线，以免给身体带来高负荷。然而，关于什么能够治愈和享受具有很大的个人差异（高山，2012 年），所以如果是认为多少有些负载为好，可以适合自己的体力选择一个有坡度的地方。此外，如果你不能享受与陌生人一起散步，或是听志愿者导游讲解森林，同时考虑到其他用户，建议与志同道合的朋友一起享受乐趣也是有效的。

因此，在郊区的森林公园或城市森林（一个不寻常的地方）进行森林浴时，一方面会产生一些时间和金钱成本，但通过提前正确选择参观地点和体验方法，可以获得相当高质量的森林浴体验。然而，另一方面，除了最近蓬勃发展的登山热潮外，健康意识也日益增强。这里需要注意的是，根据到访的地方，使用人数正在显著增加。事实上，当我在初春季节参观筑波山（茨城县）时，聚集在一起拍照和爬山的人，从山道一直延续到山顶附近。这种延续状态，让你即使往前走，也始终无法避开人群。可悲的是，我不但享受不了森林浴的乐趣，而且回家后还感到疲倦（照片 4）。为了不犯这样的错误，并舒适地享受森林浴，不仅需要交通便捷的指南，还需要避免拥挤的实时信息，制订访问时间和散步课程的参考指南以及互联网信息也是必要的。

3. 森林浴场的非日常场所

最后，我想介绍一个可以享受正宗森林浴的地方。对于城市居民来说，在与日常生活隔绝的环境中有效享受森林浴是一种非常有吸引力的体验，尤其是对于生活在城市地区的人们来说。然而，为了丰富这一点，必

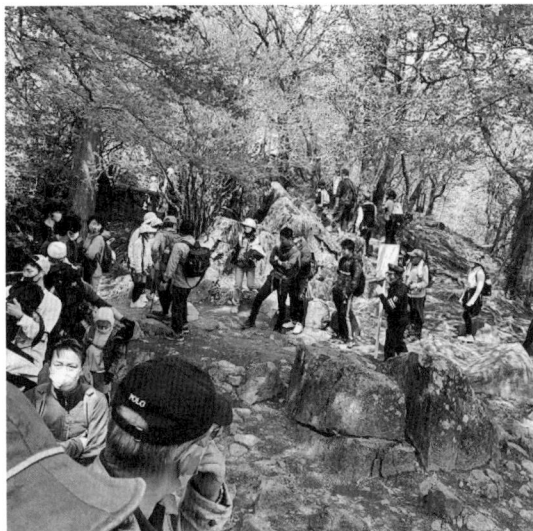

照片 4 不寻常的森林浴场：城市森林（筑波山，茨城县）

城市郊区的森林是一个不寻常的地方，是一个与家人一起体验自然和放松的好地方。但是，在新绿、红叶等旺季，如果不能选择好地方的话，会有很多游客拥挤，反而会感到疲倦，所以要小心。

须确保参观的地方是可以安全舒适地享受森林浴的场所，并提供足够的计划和菜单来享受森林浴。因此，我想介绍一下森林治疗基地和森林治疗路线（以下简称"基地"），以满足上述要求，并享受非日常森林浴。

该基地目前（2021 年 9 月）在全国设有 65 个办事处。到目前为止，许多研究人员已经验证了基地对身心恢复的作用，因此，我想将更多细节交给其他研究人员。

基地是经证实具有科学效果，附有认定证书的体验森林浴的地方。每个基地都适度相互合作，基本上以基地的独立组织为中心，利用每个基地丰富的区域、气候和森林植被条件，开发森林环境、配套设施等硬件，以及体验计划和菜单等软件。例如，在乌基拉市（福冈县）、饭南町（岛根县）和智头町（鸟取县）的基地，作为一日游项目，我们实施了名为"与医生一起散步的森林治

疗路线"的计划，与森林医学专家一起在基地内散步，同时提供健康咨询，获得了一定的评价。此外，在长野县上松町的基地，我们与长野县立木曾医院合作，实施了一项计划，将森林浴和健康检查相结合，称为住宿式"森林治疗舱"。第一天，医生会诊断用户的身体状况，并就哪些体验适合他们提供建议。在这里，只有"舱"的名称，你可以选择一个相当完善的检查菜单。第二天诊断结束后，森林向导会根据用户的愿望和身体状况，引导你安全、愉快地进行在森林浴体验，使您疲惫的身心非常放松，可以期待高品质的恢复效果（从5月黄金周开始到10月底）。类似的举措可以各种形式在其他基地进行，由于环境限制，如大雪，有些基地在季节性有限的情况下工作，因此，如果您正在考虑真正的森林沐浴体验，我们建议您借此机会参考森林疗法综合网站，了解离您

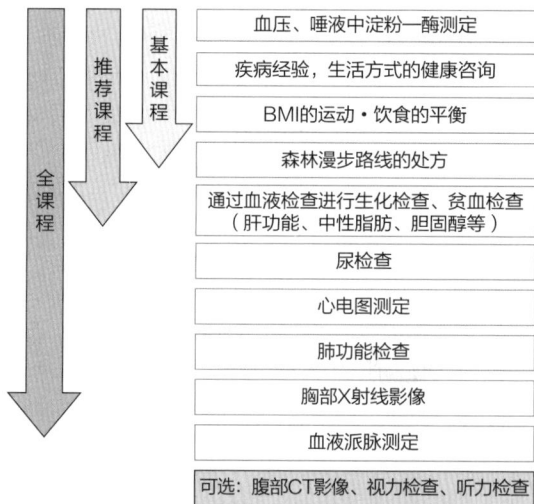

血压、唾液中淀粉—酶测定

疾病经验，生活方式的健康咨询

BMI的运动·饮食的平衡

森林漫步路线的处方

通过血液检查进行生化检查、贫血检查（肝功能、中性脂肪、胆固醇等）

尿检查

心电图测定

肺功能检查

胸部X射线影像

血液派脉测定

可选：腹部CT影像、视力检查、听力检查

推荐课程　基本课程　全课程

※参考上松町主页制作

图1 森林浴诊疗清单

根据基地的不同，与医疗机构合作，在进行健康检查的同时，还会给出建议，告诉你应该采取怎样的森林治疗方法，上图是长野县上松町的诊疗清单。根据使用者的意愿，可进行正式诊断。

居住地最近的基地，还有您最想要的课程信息。

另一方面，与城市公园和森林公园相比，许多基地离城市地区稍远，因此参观时会产生稍高的时间和金钱成本。此外，有些基地提供免费的步行课程，但也有基地收取入场费（约1000日元）。此外，使用森林浴指南（指南在有效体验方面的作用很大）和住宿类型的菜单，即使一晚两天，也会产生相应的费用，因此，为了获得与投资相对应的效果，我认为最好事先仔细研究、收集信息，在了解清楚之后再进行访问为好（照片5）。

如果你选择好一处可以去基地的一日游。此外，由于有许多基地提供日间和住宿服务，您可以从许多选项中选择所需的体验，在到目前为止介绍的三种情况下，您将体验到最优质的森林浴场。在天气好的季节，请考虑参观你附近的基地。

现在，在本章中，我们谈到了从日常生活、近常生活和非日常生活三种情况下享受森林浴的地方，您感觉如何？

事实上，作者在某年的八月下旬作为普通的家庭顾客参观了基地。"什么是森林疗法？"妻子和孩子眼角奇怪且可疑地寻问作者，我稍微强行地将家庭纳入该旅行的日程，我们参观了位于群马县赤城山西麓的赤城自然公园。赤城自然公园是近年来才被认定为新的基地，是日本为数不多的私营公司之一。因此，似乎有一个非常给力的优惠活动。在作者参观的那天，有两辆来自东京的旅游巴士，我看到很多人在森林里悠闲地享受着森林浴（照片6）。我感到很羞愧，就像一个局外人，但作为一个从2004年左右开始从事森林浴研究的人，尽管我正在和家人一起享受着久违的森林浴体验，但我还是

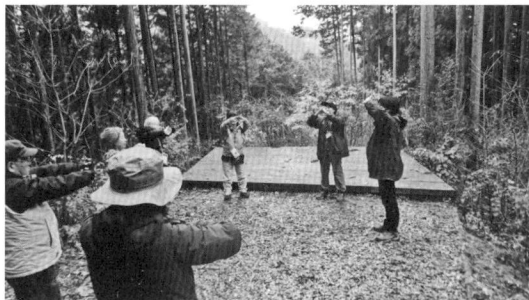

照片5 非常规森林浴场：
奥库塔马村的登山小径（东京）

内陆森林是一个非常规的地方，也是享受真实自然的地方。在森林中进行的"站立瑜伽"和接受自然环境的祝福，使身体和心灵恢复，缓解每天的压力。在非日常的地方，为了更深入地享受森林浴，最好让熟悉森林浴的人陪同或预订当地的森林浴指南。

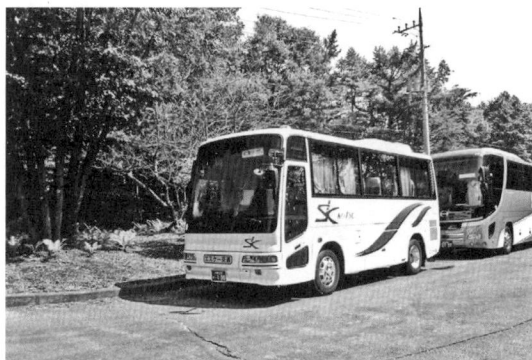

照片6 从东京出发的旅游巴士

有一个基地，你可以参加由旅行社组织的森林浴之旅。基地通常远离城市地区，但旅游不需要开车，所以您可以轻松到达每个基地。非常适合那些想和朋友一起享受森林浴的人。

对当天当地的人气程度有一种隔绝感。另一方面，在公园里散步时，这些地方当然可以愉快和放松，但从某种意义上说，我感受到这样一个非日常的地方不是也可以作为日常的场所来访问吗？因此我认为，作为城市地区的日常场所，或在延长线上的不寻常的地方，个人知道如何与森林和自然互动，如何管理压力，可能是每天日常最有力的答案。我想整理这三种情况，分别介绍一下如何选择进行森林浴的场所。

如果你已经在森林浴场有丰富的经验，你应该继续像以前一样参与。但是，如果有些人不能迈出第一步，请先去附近的森林，尝试森林浴。不特别选择季节，在城市公园也很好，所以无论如何，诀窍是去一个有很多树木的地方，并找到你最喜欢的、适合你的地方。这样，在与森林和树木互动时，对了解森林的渴望就会增加，与森林浴相关的知识和享受方式就会扩大。此外，这种体验将帮助你管理你的身心健康。

一些人开始深入研究森林本身的构成，因此参与森林和自然的保护和管理活动（高

山，2007 年）。此外，据报道，森林的养护和管理活动本身也具有放松作用（Kashiya，2009 年）。森林浴的乐趣似乎更加深奥。

内容出处：

松叶直也，李宙营，朴范镇等（2011年）《大型城市绿地步行的生理影响：新宿御苑实验》[日本生理人类学会杂志，16（3），133、139 页]。

李 Q，大须贺 T，小林 M 等（2011 年）《在森林环境中行走对心血管和代谢参数的急性影响》[Eur J Appl 物理，111（11），2845-2853 页]。

高山范理（2012）《森林浴，森林愈——缓解压力的功效解析与体验》（新兴医学出版社）。

高山范理，北田明，香川隆英（2007年）《生活区自然环境对熟悉森林的交流活动和管理活动的影响》[景观研究，70（5），585、590 页]。

纫谷珠美（2009）《有效的森林治疗（1）》（日本森林学会会议公告数据库，120，420页）。

案例　西泽溪谷——森林治疗基地

（魏岚执笔）

从东京市中心到西泽溪谷，大约需要2～3小时的车程，同时也可以利用公共交通巴士方便到达。溪谷入口有广阔的停车场、公交站，非常方便出游。结合游览时间，是非常适合当日往返的旅游地。

西泽溪谷位于秩父多摩甲斐国立公园内，是日本国内屈指可数的以溪谷美而自豪的风景区。清流侵蚀巨大花岗岩而成的溪谷，如同天然艺术一般，流经原始森林的溪流形成了无数瀑布，洋溢着神秘的魅力。

西泽溪谷被称为"一生必去的日本绝景""奥秩父终极秘境"等称誉。位于山梨县秩父多摩甲斐国立公园内。在原生林和清流中、大大小小的各种瀑布、小桥、奇岩等绝赞的旅游胜地。

以被选为"日本瀑布百选"的名瀑·七釜五段瀑布为首，由三重瀑布、龙神瀑布、恋线瀑布、贞泉瀑布等各种各样的瀑布交织而成的溪谷美，堪称压轴之作。

溪谷内设有散步道，可以享受溪谷特有的四季变化。特别是5月的杜鹃花和秋天的红叶时期，有很多游客来访。

1. 七釜五段瀑布

西泽溪谷最值得观赏的是"七釜五段瀑布"。落差约28m。由7个瀑布潭组成的段瀑。另外，沿途还可以欣赏大久保瀑布、三重瀑布、龙神瀑布等多个瀑布，百看不厌。

2. 粉色的初夏——杜鹃花

西泽溪谷以杜鹃花群落最为出名。每年的5月上旬到中旬是最好的观景季节。

3. 红叶与清流交织的秋季

每年的10月中旬～11月上旬，如同锦簇一般的红叶覆盖着溪流，清流中倒映着枫叶和红叶，无限美丽。无愧于"一生必去的日本绝景"这样的盛赞。

此外，西泽溪谷已证实森林浴的放松效果，被认定为森林治疗基地，此外还被选定为"平成的名水百选""森林浴的森林百选""水源的森林百选"等。

4. 森林治疗基地：原生林和清流的森林浴很清爽

作为风景名胜，西泽溪谷的步道非常人气。不仅受到众多的步行爱好者的追捧，而且被认证为森林康养基地。

在原始森林中，沿着流动的清流行走的森林浴简直就是负离子的淋浴。在新绿的季节里，可以在被认定为"森林治疗基地"的森林里享受爽快的徒步旅行。

（1）适合于初学者的缓步行程

西泽溪谷被周围的乾德山、甲武信岳、国师岳等很多有名的山岳包围。其中西泽溪谷不需要高超的登山技术和经验，初学者也可以安心地探访。其原因在于：设施完备的步道。

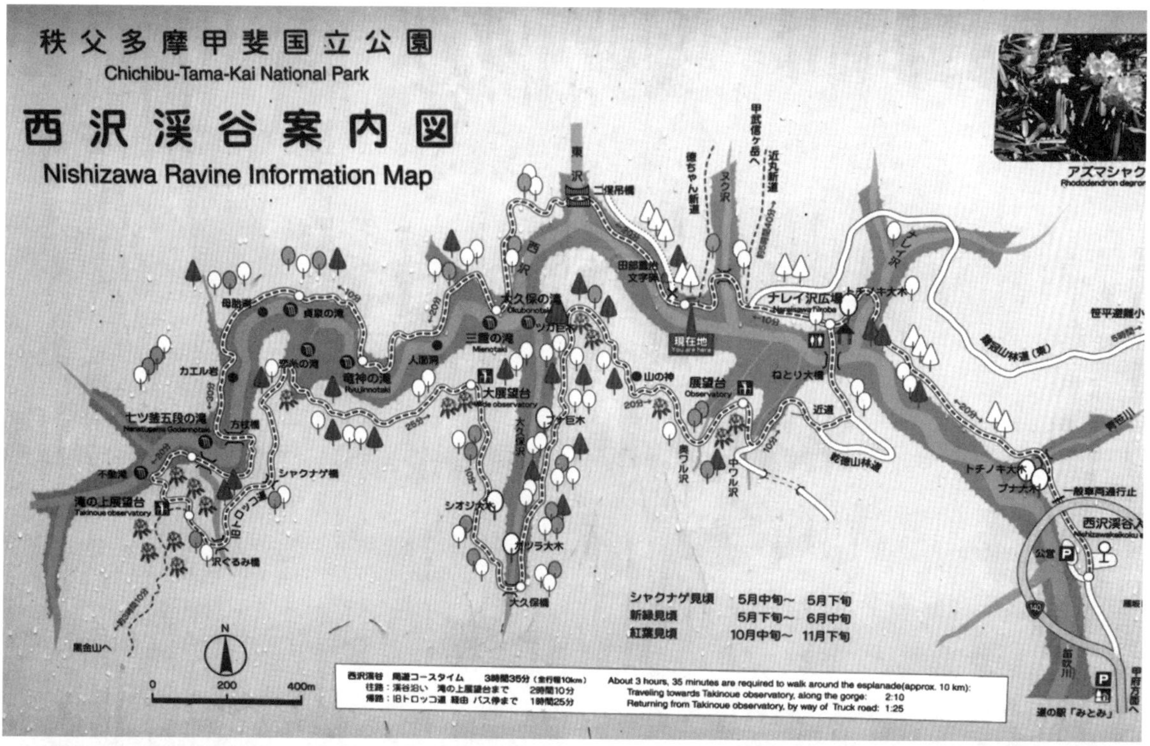

秩父多摩甲斐国立公園
Chichibu-Tama-Kai National Park
西沢渓谷案内図
Nishizawa Ravine Information Map
アズマシャク
七ツ釜五段の滝
竜神の滝
三重の滝
大久保の滝
大展望台
展望台
現在地
ナレイ沢広場
滝の上展望台
シャクナゲ橋
カツラ大木
シオジ大木
大久保橋
トチノキ大木
西沢渓谷入
シャクナゲ見頃　5月中旬～　5月下旬
新緑見頃　5月下旬～　6月中旬
紅葉見頃　10月中旬～　11月下旬
西沢渓谷　周遊コースタイム　3時間35分（全行程10km）
往路：渓谷沿い　滝の上展望台まで　2時間10分
帰路：旧トロッコ道　経由　バス停まで　1時間25分
About 3 hours, 35 minutes are required to walk around the esplanade(approx. 10 km):
Traveling towards Takinoue observatory, along the gorge: 2:10
Returning from Takinoue observatory, by way of Truck road: 1:25
道の駅「みとみ」
0　200　400m
N

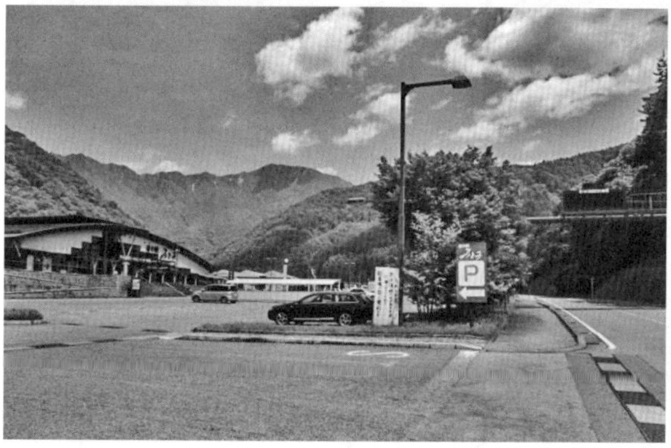

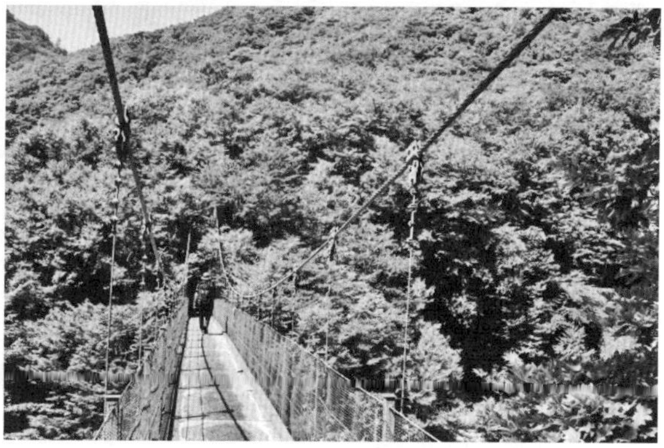

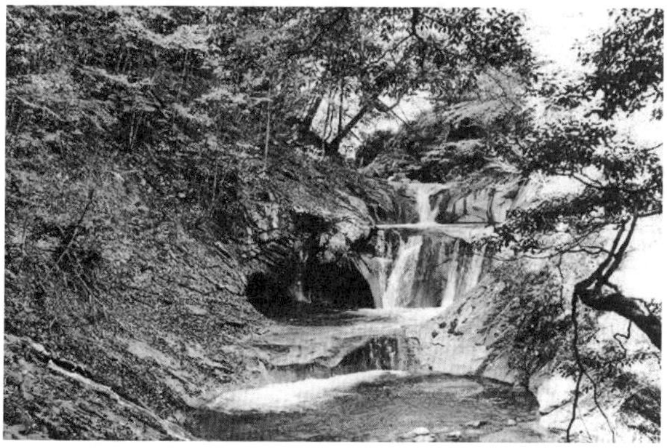

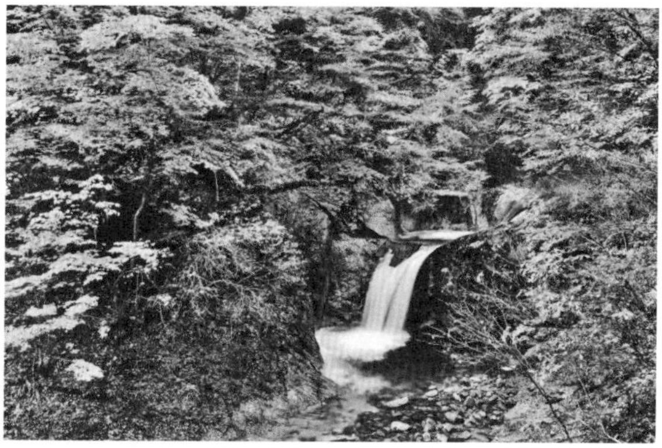

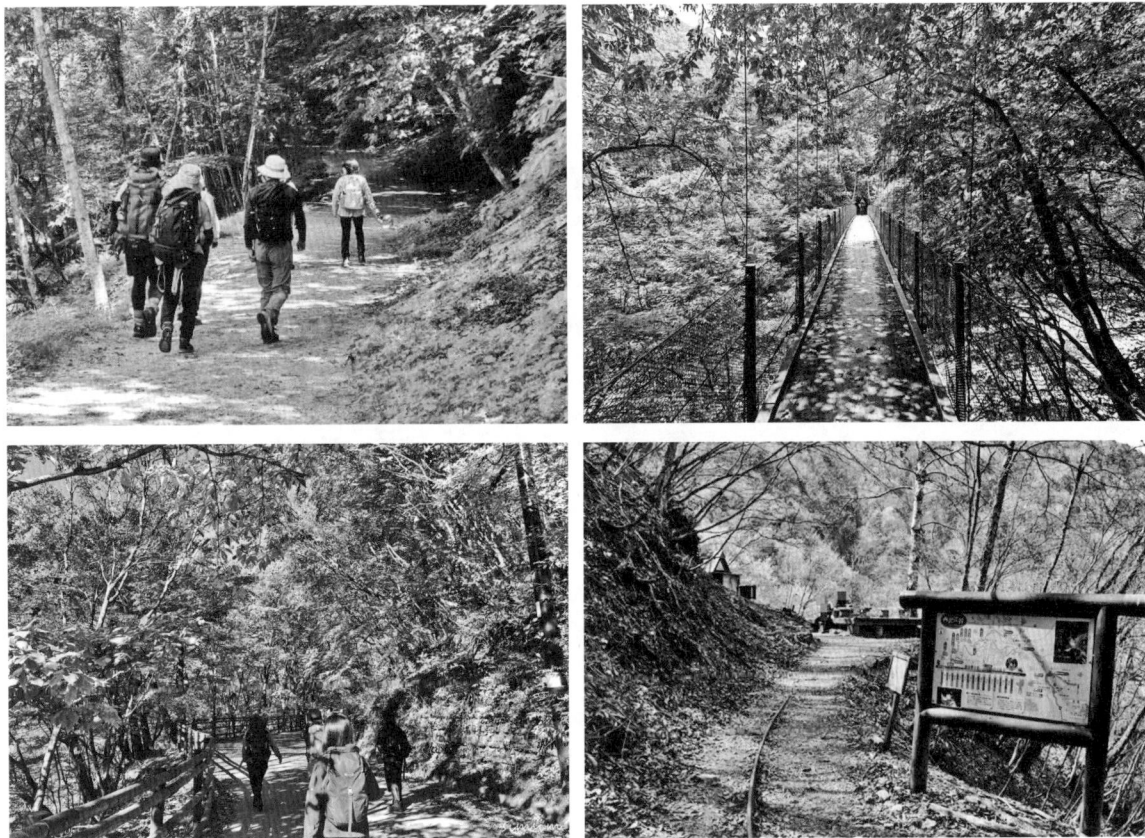

照片1　西泽溪谷森林治疗基地

围绕西泽溪谷一周的步道中，穿插着丰富的小桥、林道、软木路、溪谷道路等多种多样的变化。经过了细心的整治，初学者也能放心地游览。全程大约4小时，最高点标高差300m左右，作为轻度运动的形成最为适合。

沐浴负氧离子，西泽溪谷徒步旅行路线：

西泽溪谷入口（20分钟）→1137m处分歧点（10分钟）→西泽山庄（20分钟）→吊桥（70分钟）→黑金山登山口（50分钟）→大久保泽出合（40分钟）→1137m处分歧点（20分钟）→西泽溪谷入口

徒步路线沿着西泽溪谷绕西泽一周，是分布着瀑布、桥、宽阔的林间道路和非机动车道等，富于变化的路线。虽然整体上进行

了整治，但是因为有容易滑倒的地方，所以需要登山鞋。

首先登上西泽的左岸，经过第一个看点"三重瀑布"，便可欣赏到"龙神瀑布"等大大小小的瀑布，还可到达最高潮的"七釜五段瀑布"。之后从右岸下来，经过大久保泽返回入口的环形路线。1周约10km，不到4小时，海拔差约300m的徒步路线。

从西泽溪谷入口到"睡眠信息中心"：

从西泽溪谷入口在非机动车道上走约30分钟就到了"睡眠信息中心"。这里设置了厕所和登山服务中心等设施，实际上是通往西泽溪谷的入口。因为从这里也可以登山到甲武信岳，所以很多登山者都在此休整，回去的时候也会回到这里。

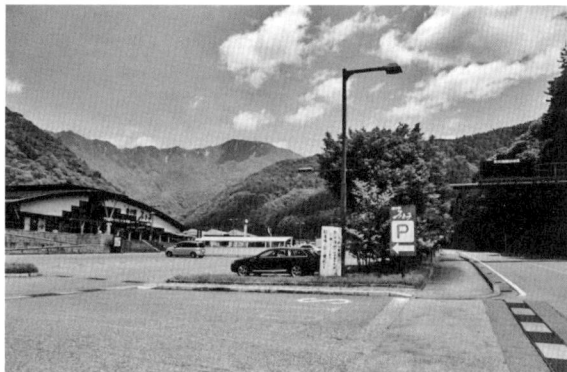

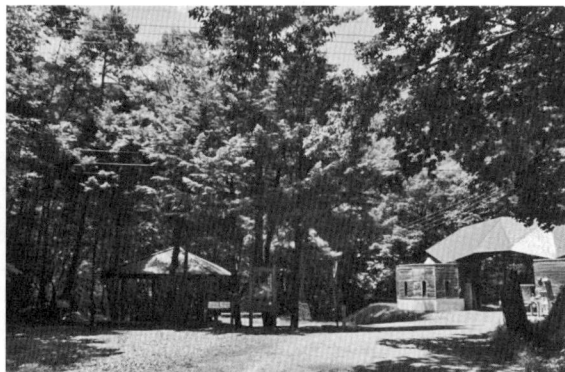

照片2 入口

（2）从这里才是西泽溪谷徒步路线的开始：

走 10 分钟左右的矿山车轨道，登山道就开始了。只有经过二俣吊桥，才能从这里

清楚地看到深奥的溪谷，这才是溪谷绝美的景色。过了桥的前面有写着"西泽溪谷"的大招牌，终于开始真正的溪谷漫步了。

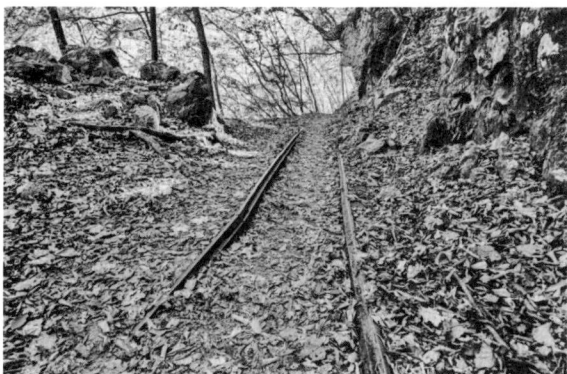

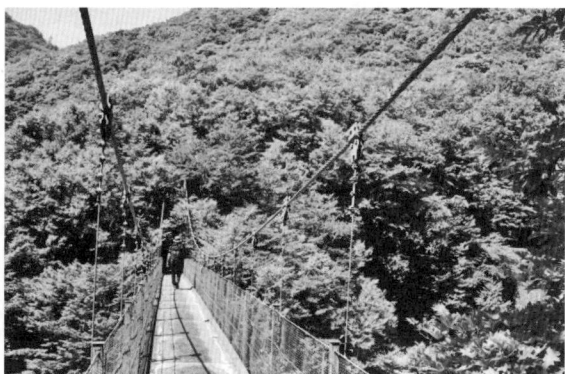

照片3 溪谷漫步

过了"西泽溪谷"的招牌，是木台阶线路。虽然有点辛苦，但也很期待前面有绝景。登上木台阶，有瀑布看台，可以看到落差是 30m 左右的"大久保瀑布"。从这里开始能感受到"瀑布落差"的魄力与震撼。

前半部分的看点"三重瀑布"：

沿着大久保瀑布前进，前半部分的看点是"三重瀑布"。整体落差为 10m 左右，但分为 3 段落水的样子很秀丽。钴蓝的深渊和白色的瀑布立面，与秋天红叶的组合是艺术性的。前方还有被称为高潮的"七釜五段瀑布"，仅此就足够了。

逆流而上，欣赏大大小小的瀑布：

从三重瀑布沿着险峻的山谷行走。途中，也有拉着锁链的岩石等，被水弄湿的话容易滑倒，所以要慎重。感觉山谷很近，走在溪谷的底部，是一个能感受到自然的地方。

落差 6m 的"龙神瀑布"、落差 7m 的"贞泉瀑布"等瀑布、锅穴"母胎渊"和奇岩"青蛙岩"等陆续都是看点。

途中，有一个小洞的"母胎渊"，由于水流，岩石被削掉，小石头边转边形成"小洞"，是指在岩石表面上形成的圆形洞。另

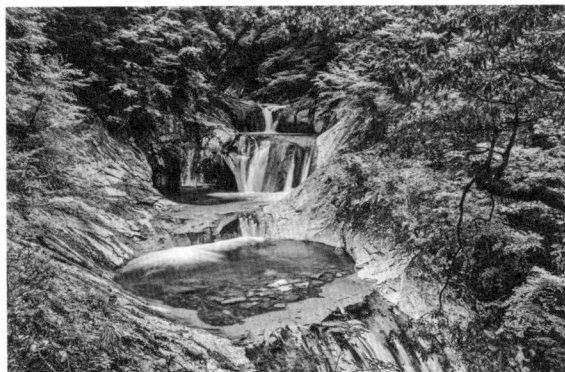

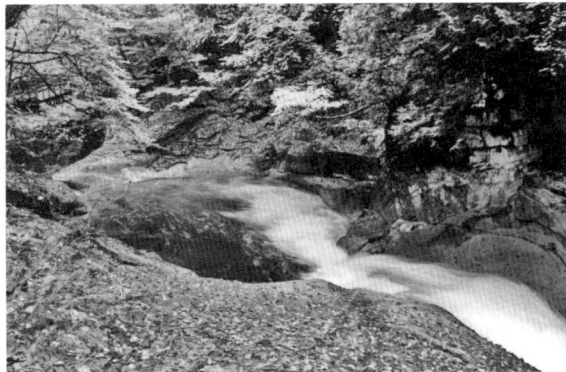

照片4 瀑布

外还有，青蛙朝上张开嘴的"青蛙岩"等。

然后高潮是"七釜五段瀑布"：

西泽溪谷最大的看点，充满高潮感的"七釜五段瀑布"。看到这个瀑布的人都能感受到它的"魄力"，所以被选为"日本百大瀑布"。最后回到西泽溪谷终点休息。

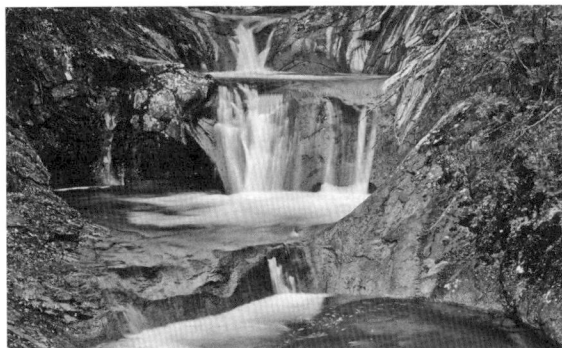

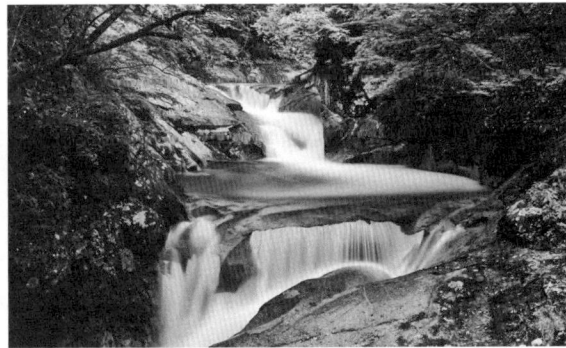

照片5 七釜五段瀑布

参考文献

第一篇 第1章

1）林野庁研究普及課・計画課：森林療法（セラピー）の確立と普及に向けて-森林浴を次のステージへ-. 林野時報 **610**：4-15, 2004.

2）NPO法人森林セラピーソサエティ：森林セラピーガイドブック. JTBパブリッシング, 東京, p143, 2009.

3）上原 巌：森林療法のてびき-地域でつくる実践マニュアル-. 全国林業改良普及協会, 東京, p157, 2007.

4）厚生労働省：平成22年度医療費の動向 [http://www.mhlw.go.jp/wp/hakusyo/kousei/11-2/kousei-data/PDF/23010203.pdf]. 更新日不明, 2011. 11. 15. 参照.

5）外科系学会社会保険委員会連合：日本の医療費について [http://www.gaihoren.jp/gaihoren/public/medicalcost/html/tableofcontents.html]. 2006. 9. 更新, 2010. 6. 15. 参照.

6）厚生労働省：糖尿病等の生活習慣病対策の推進について（中間取りまとめ）[http://www.mhlw.go.jp/shingi/2007/12/s1227-13.html]. 2008. 12. 27. 更新, 2010. 6. 10. 参照.

7）総務省統計局：高齢者の人口・世帯 [http://www.stat.go.jp/data/topics/topi141.htm]. 更新日不明, 2010. 6. 10. 参照.

8）農林中金総合研究所：農村人口の将来見通しと地域活性化の課題 [http://www.nochuri.co.jp/report/pdf/n0209re1.pdf]. 2002. 9. 更新, 2010. 6. 10. 参照.

9）内閣府：平成20年度年次経済財政報告 [http://www5.cao.go.jp/j-j/wp/wp-je08/08p00000.html]. 2008. 7. 23. 更新, 2010. 6. 10. 参照.

10）橋本恭之, 呉 善充：税収の将来推計, RIETI Discussion Paper Series, 08-J-033, 経済産業研究所, p83, 2008.

11）みずほ総合研究所：人口減少が地方財政に与える影響-地方財政見直しの視点- [http://www.mizuho-ri.co.jp/research/economics/pdf/report/report06-0330.pdf]. 2006. 3. 30. 更新, 2010. 6. 10. 参照.

12）UFJ総合研究所：税収減少の要因分析と今後の見通し [http://www.murc.jp/report_pdf/20070115_110802_0702531.pdf]. 2004. 8. 11. 更新, 2010. 6. 10. 参照.

13）武内和彦, 鷲谷いづみ, 恒川篤史：里山の環境学. 東京大学出版会, 東京, p257, 2001.

14）下村彰男, 井上 真, 酒井秀夫, 他：人と森の環境学. 東京大学出版会, 東京, p178, 2004.

15）林野庁：森林・林業白書-低炭素社会を創る森林〈平成21年版〉-. 日本林業協会, 東京, p254, 2009.

16）日本政策投資銀行：世界の木材需給動向と日本の木材産業 [http://www.dbj.jp/reportshift/topics/pdf/no127.pdf]. 2008. 10. 22. 更新, 2010. 8. 01. 参照.

17）林野庁：林業就労者の現状 [http://www.rinya.maff.go.jp/j/routai/koyou/01.html]. 更新日不明, 2010. 8. 01. 参照.

18）酒井秀夫：日本における林業活動と山村の持続的発展. 地学雑誌 **113**（2）：217-221, 2004.

19）西野寿章：山間集落の現局面と山村政策への視点. E-journal GEO4（2）：86-102, 2010.

20）農林水産省：農地及び森林の多面的機能の貨幣評価の比較対照表 [http://www.maff.go.jp/j/nousin/noukan/nougyo_kinou/06_hikaku.html]. 更新日不明, 2010. 8. 01. 参照.

21）林野庁：森林の多様な利用の推進 [http://www.rinya.maff.go.jp/j/sanson/tayou-riyou.html]. 更新日不明, 2010. 8. 01. 参照.

22）今西純一, 今西二郎：補完・代替医療としての緑地環境の利用. 環境情報科学 **35**（4）：31-36, 2007.

23）Ulrich R S：View through a window may influence recovery from surgery. Science **224**：420-421, 1991.

24）Kaplan R, Kaplan S：The experience of nature-A psychological perspective-, Cambridge University Press, p360, 1989.

25）Mitchell R, Popham F：Effect of exposure ot nature environment on health inequalities-An observational population study-. Lancet **372**：1655-1660, 2008.

第一篇 第2章

26）Karjalainen E, Sarjala T, Raitio H：Promoting human health through forest-over view and major challenges-. Environmental health and preventive medicine **15**（1）：1-8, 2010.

27）Shin W S, Yeoun P S, Yoo R W, et al.：Forest experience and Psychological health benefits-the state of the art and future prospect in Koria-. Environmental health and preventive medicine **15**（1）：38-37, 2010.

28）宮崎良文, 竹内佐輝子, 本橋 豊, 他：森林浴の心理的効果と唾液中コルチゾール. 日本生気象学会雑誌 **27**（増）：48, 1990.

29）Ohtsuka Y, Yabunaka N, Takayama S：Shinrin-yoku (forest-air bathing and walking) effectively decreases blood glucose levels in diabetic patients. Int J Biometeorol 41 (3)：125-127, 1998.

30) 大平英樹，高木静香，増井香織，他：森林浴と健康に関する精神神経免疫学的研究．東海女子大学紀要 19：217-232, 1999.

31) 朴　範鎭，石井秀樹，古橋　卓，他：生理指標を用いた森林浴の評価 (1) ―1) HRV（心拍変動性）を指標として―．日本森林学会関東支部大会発表論文集 57：33-34, 2006.

32) 恒次祐子，朴　範鎭，石井秀樹，他：生理指標を用いた森林浴の評価 (1) ―2) 唾液中コルチゾールならびに分泌型免疫グロブリンAを指標として―．日本森林学会関東支部大会発表論文集 57：35-36, 2006.

33) Tsunetsugu Y, Park B J, Ishii H, et al.：Physiological effects of "Shinrin-yoku" (taking in the atmosphere of the forest) in an old-growth broadleaf forest in Yamagata prefecture, Japan-. Journal of Physiological Anthropology 26 (2)：135-142, 2007.

34) 朴　範鎭，恒次祐子，森川　岳，他：森林浴の生理的効果 (5) ―全国24ヶ所における森林浴実験から―．日本生理人類学会誌 12（特1）：48-49, 2007.

35) Li Q, Morimoto K, Kobayashi M, et al.：Visiting a forest but not a city, increases human natural killer activity and expression of anti-cancer proteins. International journal of immunopathology and pharmacology 21 (1)：117-127, 2008a.

36) Li Q, Morimoto K, Kobayashi M, et al.：A forest bathing trip increases human natural killer activity and expression of anti-cancer proteins in female subjects. Journal of biological regulations and homeostatic agents 22 (1)：45-55, 2008b.

37) 宮崎良文：森林浴はなぜ体にいいか．文藝春秋，東京，p180, 2003.

38) 大石康彦，比屋根哲，田口春孝，他：森林環境下における心理構造の解析-保健休養機能試験林における SD法の適用-．森林計画学会誌 23：33-44, 1994.

39) 岩下豊彦：SD法によるイメージの測定-その理解と実施の手引-．川島書店，東京，p204, 1983.

40) 大石康彦，金濱聖子，比屋根哲，他：森林空間が人に与えるイメージと気分の比較-POMS及びSD法を用いた森林環境評価-．日本林学会誌 85 (1)：70-77, 2003.

41) 井川原弘一，横井秀一：大学生を対象とした心象評価による森林内の雰囲気と景観の好ましさを決定する因子の解析．ランドスケープ研究 67 (5)：611-614, 2004.

42) 綛谷珠美，高山範理，香川陸英，他：里山での森林浴による心理的効果について．日本林学会関東支部大会発表論文集 56：27-28, 2004.

43) Morita E, Fukuda S, Nagano J, et al.：Psychological effects of forest environments on healthy adults-

Shinrin-yoku (Forest-Air Bathing, Waking) as a possible method of stress reduction-. Public Health 121：54-63, 2007.

44) 馬場　健，今西純一，森本幸裕，他：都市緑地における高齢者を対象とした森林浴の効果について．日本森林学会大会発表要旨集 117：454, 2006.

45) 馬場　健，今西純一，今西二郎，他：都市林におけるウォーキングの強度とその心理的・生理的影響の違い．日本森林学会大会発表要旨集 119：21, 2008.

46) 高山範理，香川隆英，綛谷珠美，他：森林浴における光/温熱環境の快適性に関する研究．ランドスケープ研究 68 (5)：819-824, 2005.

47) 綛谷珠美，高山範理，朴　範鎭，他：森林散策路の光・温熱環境と森林浴における主観評価との関係．ランドスケープ研究 71 (5)：713-716, 2008.

48) 井川原弘一，大田陽子：針葉樹人工林と落葉広葉樹林における森林散策による気分転換効果の比較．中部森林研究 55：187-190, 2007.

49) 綛谷珠美，奥村　憲，吉田祥子，他：様々な里山景観での散策による生理的・心理的効果の差異．ランドスケープ研究 70 (5)：569-574, 2007.

50) 綛谷珠美：森林セラピーの心理的リラックス効果．農林水産技術研究ジャーナル 30 (7)：20-23, 2007.

51) 恒次祐子，宮崎良文：パーソナリティと生理応答 (4) -森林浴時の生理応答とタイプA型傾向，不安傾向との関係-．日本生理人類学会誌 13（特1）：118-119, 2008.

52) 小山泰弘，高山範理，朴　範鎭，他：森林浴における唾液中コルチゾール濃度と主観評価の関係．日本生理人類学会誌 14 (1)：21-24, 2009.

53) 桑原知子：臨床心理学．朝倉書店，東京，p182, 2007.

第一篇　第3章

54) 大石康彦：森林環境下における心理構造の解析―保健休養機能試験林におけるSD法の適用―．森林計画学会誌 23：33-44, 1994.

55) 大石康彦，金濱聖子，比屋根哲，他：森林空間が人に与えるイメージと気分の比較―POMSおよびSD法を用いた森林環境評価―．日本林学会誌 85：70-77, 2003.

56) 井川原弘一，横井秀一：大学生を対象とした心象評価による森林内の雰囲気と景観の好ましさを決定する因子の解析．ランドスケープ研究 67 (5)：611-614, 2004.

57) 坂野雄二：一般性セルフ・エフィカシー尺度の妥当性の検討．早稲田大学人間科学研究 2：91-98, 1989.

58) Thompson S C G, Barton M A：Ecocentric and anthropocentric attitudes toward the environment. Journal of Environmental Psychology 14：149-157, 1994.

59) Bjerke T, Kaltenborn B P：The relationship of eco-centric and anthropocentric motives to attitudes toward large carnivores. Journal of Environmental Psychology **19**：415-421, 1999.

60) Kaltenborn B P, Bjerke T：Associations between environmental value orientations and landscape preferences. Landscape and Urban Planning **59**：1-11, 2002.

61) Schultz P W, Zelezny L：Values as predictors of environmental attitudes-Evidence for consistency across 14 countries-. Journal of Environmental Psychology **19**：255-265, 1999.

62) 高山範理，喜多　明，香川隆英：生活域の自然環境が身近な森林に対するふれあい活動・管理活動に与える影響．ランドスケープ研究**70**（5）：585-590, 2007.

第一篇 第4章

63) 政木志帆，小山泰弘，高山範理，他：森林と市街地における音環境特性と心理的効果の比較．中部森林研究**55**：179-182, 2007.

第二篇 第1章

64) 羽生和紀，山下雅子，大森　宏：日英の庭の弁別に関する環境推論．人間・環境学会誌**20**：1-10, 2007.

65) 讃井純一郎，乾　正雄：レパートリー・グリッド発展手法による住環境評価構造の抽出．日本建築学会計画系論文報告集**367**：15-22, 1986.

66) 佐古順彦，小西啓史：環境心理学．朝倉書店，東京，p196, 2007.

67) 小山泰弘，高山範理，朴　範鎭，他：森林浴における唾液中コルチゾール濃度と主観評価の関係．日本生理人類学会誌**14**（1）：21-24, 2009.

68) Kaltenborn B P, Bjerke T：Associations between environmental value orientations and landscape preferences. Landscape and Urban Planning **59**：1-11, 2002.

69) 桑原知子：臨床心理学．朝倉書店，東京，p182, 2007.

70) 恒次祐子，宮崎良文：パーソナリティと生理応答（4）-森林浴時の生理応答とタイプA型傾向，不安傾向との関係-．日本生理人類学会誌**13**（特1）：118-119, 2008.

71) 高山範理，香川隆英，朴　範鎭：森林浴がセルフ・エフィカシー（自己効力）尺度に与える影響．関東森林研究**60**：85-86, 2009.

72) 高山範理，喜多　明，香川隆英：生活域の自然環境が身近な森林に対するふれあい活動・管理活動に与える影響．ランドスケープ研究**70**（5）：585-590, 2007.

73) 下仲順子，中里克治，権藤恭之，他：日本語版 NEO-PI-R，NEO-FFI 使用マニュアル．東京心理株式会社，東京，p58, 1999.

第二篇 第2章

74) 小山泰弘，高山範理，朴　範鎭，他：森林浴における唾液中コルチゾール濃度と主観評価の関係．日本生理人類学会誌**14**（1）：21-24, 2009.

75) 高山範理，喜多　明，香川隆英：生活域の自然環境が身近な森林に対するふれあい活動・管理活動に与える影響．ランドスケープ研究**70**（5）：585-590, 2007.

76) 恒次祐子，宮崎良文：パーソナリティと生理応答（4）-森林浴時の生理応答とタイプA型傾向，不安傾向との関係-．日本生理人類学会誌**13**（特1）：118-119, 2008.

77) 高山範理，香川隆英，朴　範鎭：森林浴がセルフ・エフィカシー（自己効力）尺度に与える影響．関東森林研究**60**：85-86, 2009.

78) 下仲順子，中里克治，権藤恭之，他：日本語版 NEO-PI-R，NEO-FFI 使用マニュアル．東京心理株式会社，東京，p58, 1999.

第二篇 第3章

79) 厚生労働省：患者調査の概況［http://www.mhlw.go.jp/toukei/saikin/hw/kanja/08/index.html］．2008. 12. 3. 更新，2008. 3. 15. 参照.

第二篇 第4章

80) 国土緑化推進機構：森林セラピーへのいざない．技秀堂，東京，p95, 2007.

81) NPO法人森林セラピーソサエティ：森林セラピーガイドブック．JTBパブリッシング，東京，p143, 2009.

82) 国土緑化推進機構：森林セラピーポータル［http://forest-therapy.jp/］．2010. 6. 22. 更新，2010. 7. 10. 参照.

83) NPO法人森林セラピーソサエティ：森林セラピー統合サイト［http://www.fo-society.jp/］．2010. 06. 25. 更新，2010. 7. 10. 参照.

84) 木俣知大：わが国における森林セラピー基地構想の現段階．環境情報科学**35**（4）：47-52, 2007.

85) 今西純一，今西二郎：補完・代替医療としての緑地環境の利用．環境情報科学**35**（4）：31-36, 2007.

86) 加藤昌治：考具—考えるための道具，持っていますか？阪急コミュニケーションズ，東京，p239, 2003.

87) 井川原弘一：森林散策における案内人がもたらす効果に関する研究．ランドスケープ研究**70**（5）：597-600, 2007.

88) 香川隆英：森林セラピーを活用した自然とのふれあい空間の計画．環境情報科学**35**（4）：8-13, 2007.

89) 奥　敬一，香川隆英，田中伸彦：魅力ある森林景観づくりガイド．全国林業改良普及協会，東京，p275,

2007.

90) Ando S：丹沢登山＆写真館［http://www.ne.jp/asahi/ando/tanzawa/］．2010. 06. 10. 更新，2010. 7. 24. 参照.

91) 上田裕文，高山範理：森林浴イメージを構成する空間条件に関する研究．ランドスケープ研究（オンライン論文集）**4**：1-6, 2010.

92) 高山範理，藤澤　翠，荒牧まりさ，他：GTAを応用した快適な森林浴の環境整備に供する環境イメージの構造化．ランドスケープ研究**74**（5）：613-618, 2011.

后记

森林浴对什么类型的人最有效果呢？

本书以这样单纯的发问为起点，进行了研究和总结。

作者们这几年，每逢夏季就前往日本各地的森林进行调查和实验。每次都要花几天时间与受试者们一起进行实验。实验后当问到作为受试者学生们时，不少学生回答"非常好""放松了"。但是也有学生回答："一个人在森林里走很害怕""无聊"。最初，听到这样的回答，感到惊讶的同时，"哎，也是啊"这种念头在内心的某个角落里隐隐地一闪而过的瞬间现在仍然记忆犹新。

就像本书开始的时候介绍的那样，关于森林浴的学术研究在这几年间急速增长，获得了大量科学数据。说起来，对于森林浴在医学、生理学，以及心理学上的减压效果，经过众多相关人员的不断努力，大概算是清楚了吧。

可是，这些的研究都是基于受试者的平均值作为依据得来的。也就是说，排除了各个受试者个体差异，用理想的最大公约数定义了一个标准人，来调查关于他们和环境的关系。

这个方法论，在探求人和环境最基本的关系时，虽然是一种非常合理的研究方法，但是却不适用于存在个体差异事项中。因此，迄今为止，森林浴对哪些人群更有效呢？对于这个问题，研究者们谁也没有给出一个明确的回答。

稍微想一下就能明白，有喜欢马拉松的人，也有像作者这样觉得跑步就像服苦役一

样的人。所以不应该忽视个性特征的影响。这么说来，在进行森林浴的实验的时候，考虑每个人所具有各种各样的特征是否导致森林浴的效果产生差异呢？所以，出现这类研究课题在某种意义上说也是理所应当的。刚才提到的对森林浴持否定态度的学生的话语也时刻激励着我们把研究向更高的水平推进。

本书是作者把自己在人类综合科学大学的博士课程就读期间的研究成果做了大幅度添改而成的。本书由两部分构成。

第一篇是以教科书的形式介绍了森林浴以及相关的最新研究。第1章介绍了对森林浴的社会层面的需求；第2章是迄今为止所进行的相关研究及成果；第3、4章是本书作者的相关成果。

第二篇作为本书的核心，试图管窥森林浴在心理上的减压效果的个体差异。首先，第1、2章整理了森林浴对什么样个性特征的人们更加有效；其次，在此基础上，第3章提取作为关键词的"神经质倾向"，展开关于健康者的神经质倾向程度与森林浴效果的探讨；最后，第4章进一步提出了关于对神经质倾向高的人群，什么样的森林浴项目和环境整治有利于提高效果更有效提出了解决方案。

对森林浴不太了解的读者从第一篇、有一些了解的读者从第二篇开始阅读，我认为是能够更好地理解。

最后，对不嫌弃我写作慢，不辞辛苦地耐心等待完成原稿的编辑——林峰子先生、

编者——香川隆英老师、本书的审校者——人类综合科学大学研究生院指导教师·心理治疗内科医学·人类综合科学大学名誉教授筒井末春老师，表示衷心感谢。另外，对共同历访调查地点的森林综合研究所的成员们，以及千叶大学的宫崎良文老师和李宙营老师、在本书撰写期间，经常给予我规劝和激励的妻子 Marisa，借此表示衷心地感谢。

本书出版时，即将迎来森林最具生命活力的盛夏季节，也是森林最辉煌的季节之一。不论您对森林浴是否有兴趣，有缘看到这本书，希望本书能对被生活一次又一次地碾压的我们的身心恢复健康做出一点微薄的贡献。也祝愿本书能用于整治森林治疗基地，为更好地管理和利用一直庇护着我们森林做出贡献。

高山范理

2012 年 4 月 15 日

译后记

森林康养是林业与健康养生融合发展的新业态，也是中国刚刚肇始，方兴未艾的一个新型业态。近年来，国家对森林康养、森林产业出台了很多政策，连续几年都对发展森林康养等康养产业提出了明确要求。近几年，全国已建设了几百个森林康养基地，但其设施标准距国际水准还有很大差距。

如今随着人口老龄化进程加剧，以日韩中为代表的东亚社会是全球寿龄最长的社会，也是老年人口红利发挥最为充分的一个社会，日本70多岁还在工作的老年人为常态。人类社会将从现有的社会形态进入一个新的均衡稳态——长寿时代，长寿时代是一个积极概念。

《森林浴，森林愈——缓解压力的功效解析与体验》的翻译出版，译者希望通过这本以高山先生的博士论文的研究数据为依据，从科学及医学专业角度来证明森林浴对缓解压力的功效。本书的最后也以西泽溪谷作为案例，详细描述了日本著名的森林康养基地。译者希望在长寿时代，人类应该重新定义生命的价值和质量，希望更多的人能够享受森林浴，得到治愈。

另一方面，人类赖以生存的环境已受到极大破坏，从2020年初全球疫情蔓延，如今全球气候变暖，在持续40多度的高温地区，江河水位下降，长江三峡水利发电量不足往年的一半，法国也关闭了多座核电站，这些都为人类敲响了警钟。

今天，人与自然和谐共生的理念与人类命运息息相关。中国哲学思想"天人合一"，"天地与我并生，万物与我为一"的理念，为全人类所广泛接受。山水文化，是中华文明的人寿理想、人格理想，结合两山理论，又最适宜提炼出人类命运共同体主题，是全人类所有个体生命存在最具有普世和普适意义的重大理论命题。

译者希望通过这本书，让人类重新认识森林，走进森林。在森林治愈人类的同时，人类也应治愈森林，回馈自然。

由于本书属于专业性很强的论文研究成果报告，基于学术严谨的态度，翻译工作历时2年，期间得到原书作者高山范理先生对我们工作的关心，以及为中国读者追加的案例部分，中方翻译组在此表示衷心的感谢。同时感谢中国建筑出版传媒有限公司的刘文昕编辑一直给予我们的鼓励和指导。感谢译者所在公司——北京中外建建筑设计有限公司总经理杨进先生、原董事长王涌彬先生给予的大力支持，以及参与翻译工作的同事高潮教授、张涛、张然、褚楚。感谢株式会社Gold Vision代表取缔役社长庞立峰先生的审校，才使得本书顺利出版。

北京中外建建筑设计有限公司

北京中外建建筑设计有限公司（BCCI）成立于1992年，前身是中国对外建设总公司设计院。持有住房和城乡建设部颁发的建筑行业（建筑工程）设计甲级、风景园林工程设计专项甲级资质、城乡规划编制甲级资质。

作者简历

高山范理

1972 年出生

单位:(独立行政法人)森林综合研究所(2002 年 4 月创立)

职位:主任研究员

2000 年 3 月:东京大学研究生院农学生命科学研究院学科修士课程毕业

2002 年 3 月:东京大学研究生院农学生命科学研究院学科博士课程退学(就职)

2011 年 3 月:人类综合科学大学研究生院人类综合科学研究学科博士课程毕业

博士(农学):东京大学 2007

博士(身心健康科学):人类综合科学大学 2011

著作:《梯田的自然景观和人文景观》(合著)、《森林大百科事典》(合著)、《魅力森林景观设计导则》(合著)、《森林景观规划导则之书》(合著)、《森林医学 Ⅱ》(合著)等

获奖:日本造园学会研究奖(2005)、环境情报科学中心学术论文奖(2009)等

协助编辑者简历

香川隆英

1956 年出生

1980 年 3 月:京都大学农学部毕业后,农林水产省就职

单位:独立行政法人 森林综合研究所(1988 年 4 月~)

职位:环境规划研究室室长(2003 年 4 月~),农学博士

专业:森林治疗、森林景观、规划(森林景观规划)

社会活动:INFOM(国际森林医学会)理事、NPO 法人森林治疗学会理事、日本卫生学会·森林医学研究会联系人

著作:《森林治疗》(合著)、《森林医学》(合著)、《环境保护与农林业》(合著)、《森林景观》(合著)

译者简介

魏岚

高级建筑师 / 城市设计师

重庆建筑大学 风景园林专业学士

日本九州大学 城市设计专业硕士

日本建筑学会 会员

北京中外建建筑设计有限公司 城乡规划设计
院副院长

李连龙

北京林业大学 风景园林专业硕士

园林高级工程师

北京中外建建筑设计有限公司 风景园林规划
设计院院长

北京屋顶绿化协会副会长

北京农学院客座副教授